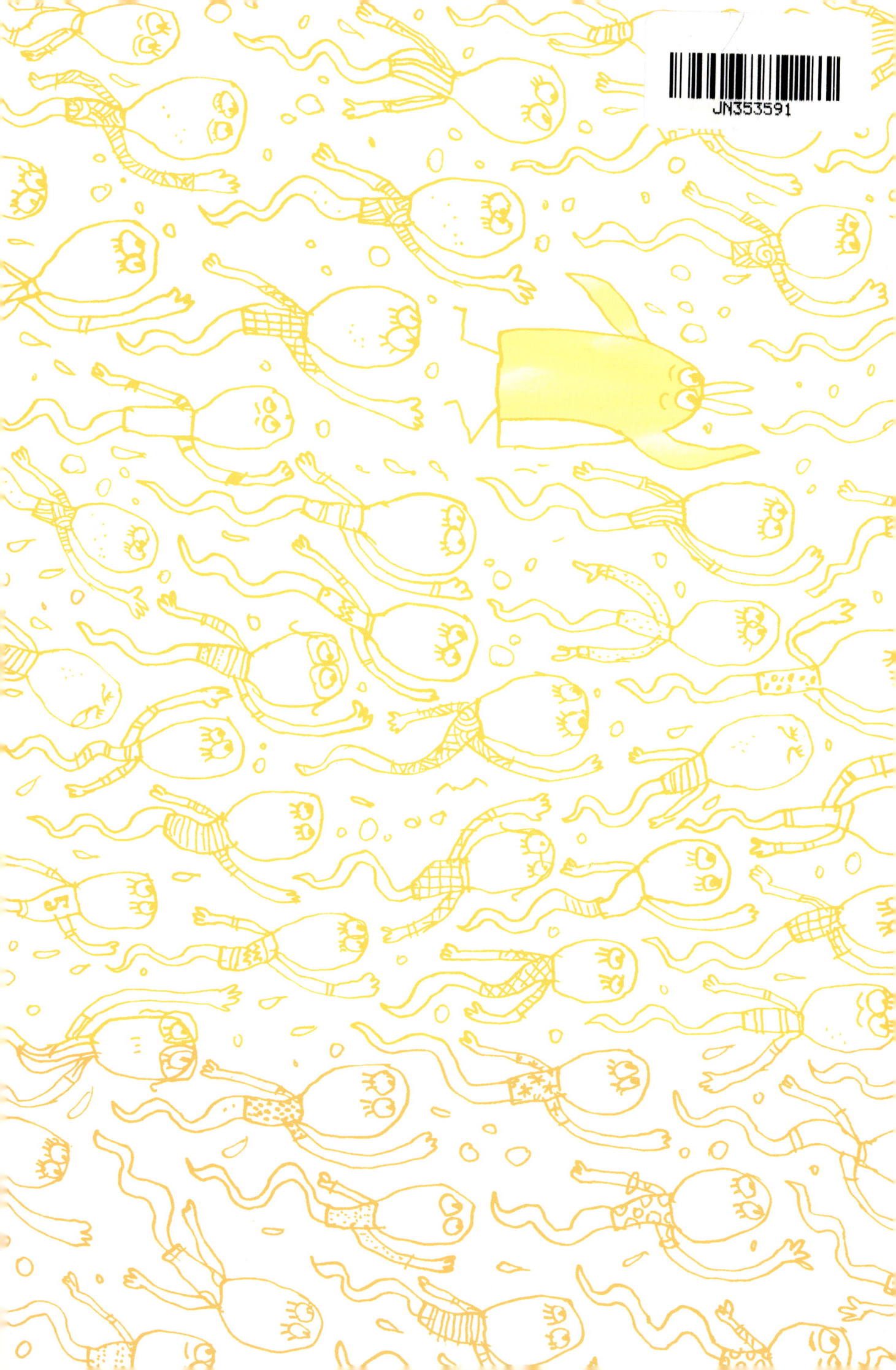

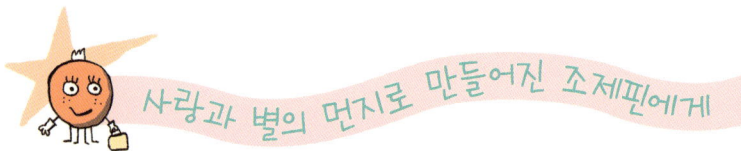
사랑과 별의 먼지로 만들어진 조제핀에게

지은이 나자 벨하지

프랑스에서 어린이 책 작가이자 번역가, 편집자로 활동하고 있어요. 사람들을 웃게 만드는 말, 마음속 아픔을 치유하는 말, 삶의 진리를 일깨우는 말, 세상을 살아가는 힘을 자아내는 말, 성장하는 데 도움이 되는 말……. 언어의 힘에 큰 매력을 느끼고 있다고 해요. 지금은 파리에 살면서 다양한 어린이 책을 펴내고 있답니다.

그린이 필리프 드 케메테르

1964년에 벨기에에서 태어났으며, 대학에서 그래픽 디자인과 조각을 공부했어요. 벨기에뿐 아니라 세계 여러 나라에 그림책이 소개되어 독자들에게 큰 사랑을 받고 있답니다. '르몽드'를 비롯한 여러 일간지에서도 꾸준히 작업을 하고 있지요. 우리나라에 소개된 책으로는 《낯선 나라에서 온 아이》가 있어요.

옮긴이 이세진

서울에서 태어나 서강대학교 철학과를 졸업하고, 같은 학교 대학원에서 불문학 석사 학위를 받았어요. 지금은 전문 번역가로 활동하고 있답니다. 《어린이를 위한 성평등 교과서》《슬기로운 인터넷 생활》《책 읽는 고양이》《까만 펜과 비밀 쪽지》《낯선 나라에서 온 아이》《만만해 보이지만 만만하지 않은》《빵 사러 가는 길에》《용돈이 다 어디 갔지?》《헉, 나만 다른 반이라고?》《멈춰, 바이러스!》 외 많은 책을 우리말로 옮겼어요.

라임 주니★스쿨 020

아기는 어떻게 생겼어요?

첫판 1쇄 펴낸날 2023년 6월 30일 | **지은이** 나자 벨하지 | **그린이** 필리프 드 케메테르 | **옮긴이** 이세진 | **펴낸이** 박창희 | **편집** 김수진 백다혜 | **디자인** 김선미 김혜은 **마케팅** 박진호 임선주 | **회계** 양여진 | **인쇄** 신우인쇄 | **제본** 에이치아이문화사 | **펴낸곳** (주)라임 | **출판등록** 2013년 8월 8일 제2013-000091호 | **주소** 경기도 파주시 심학산로 10, 우편번호 10881 | **전화** 031)955-9020, 9021 | **팩스** 031)955-9022 | **이메일** lime@limebook.co.kr | **인스타그램** @lime_pub | **홈페이지** www.prunsoop.co.kr | ⓒ라임, 2023 | ISBN 979-11-92411-33-0 (74400) 979-11-85871-25-7 (세트)

잘못된 책은 구입하신 서점에서 바꾸어 드립니다. 본서의 반품 기한은 2028년 6월 30일까지입니다.
KC 마크는 이 제품이 공통안전기준에 적합하였음을 의미합니다. 던지거나 떨어뜨려 다치지 않도록 주의하세요.

LA GRANDE FABRIQUE DE BÉBÉS
Written by Nadja Belhadj and illustrated by Philippe de Kemmeter
Copyright ⓒ 2021, Saltimbanque Éditions
Korean Translation Copyright ⓒ 2023, Lime Co., Ltd.
All rights reserved.
Arranged through Icarias Agency, Seoul.

이 책의 한국어판 저작권은 이카리아스 에이전시를 통해 Saltimbanque Éditions와 독점 계약한 ㈜라임에 있습니다.
저작권법에 의하여 한국 내에서 보호를 받는 저작물이므로 무단 전재와 복제를 금합니다.

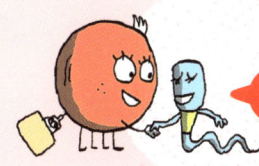
나자 벨하지 글 | 필리프 드 케메테르 그림 | 이세진 옮김

아기는 어떻게 생겨요?

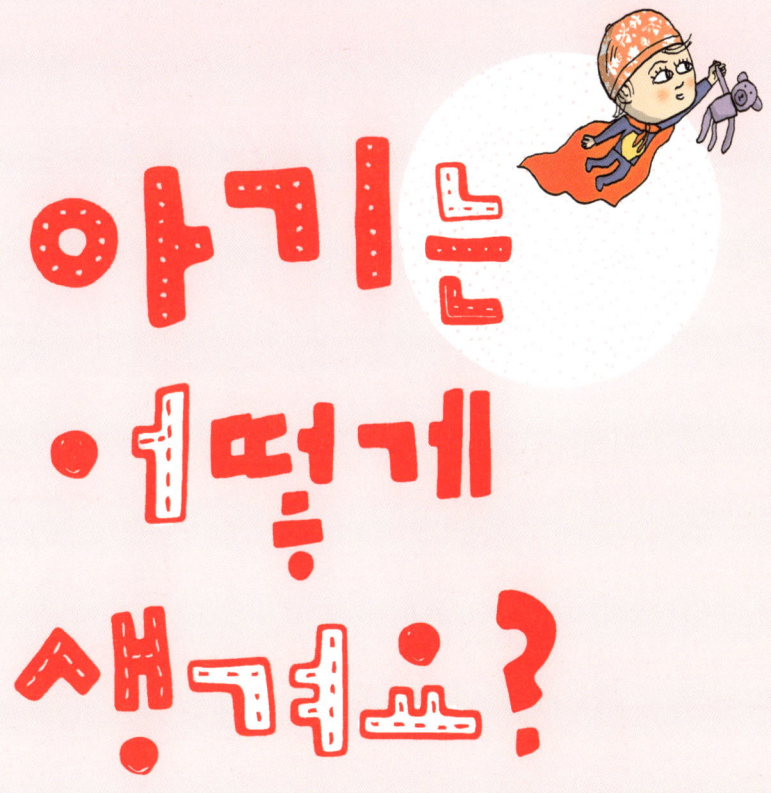
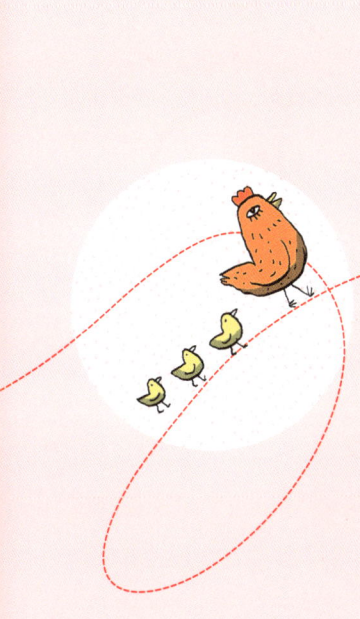
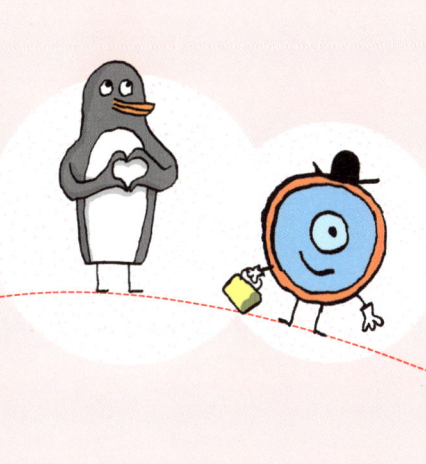
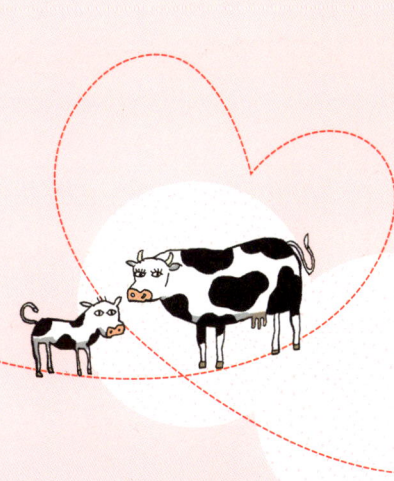

라임

이 책을 읽는 여러분은 인간의 아이, 즉 어린이입니다!

포유류, 조류, 파충류, 어류, 곤충류는 물론, 연체동물도 새끼를 낳는다는 사실을 알고 있나요? 알을 낳고 새끼를 부화시키는 동물(난생 동물)도 있고, 직접 새끼를 낳는 동물(태생 동물)도 있어요. 그러니까 인간만 아이를 낳는 게 아니라는 말씀!

펭귄은 암컷과 수컷이 돌아가면서 엄마 아빠 역할을 해요.

개미는 여왕만 알을 낳아요.

나는 알을 낳아!

나도!

나는 처음에 알이었다가, 다음엔 애벌레였다가, 그다음엔 번데기였어……. 그러다 이렇게 나비가 됐어!

나는 21일 동안 알을 품은 다음에 부화를 시켜.

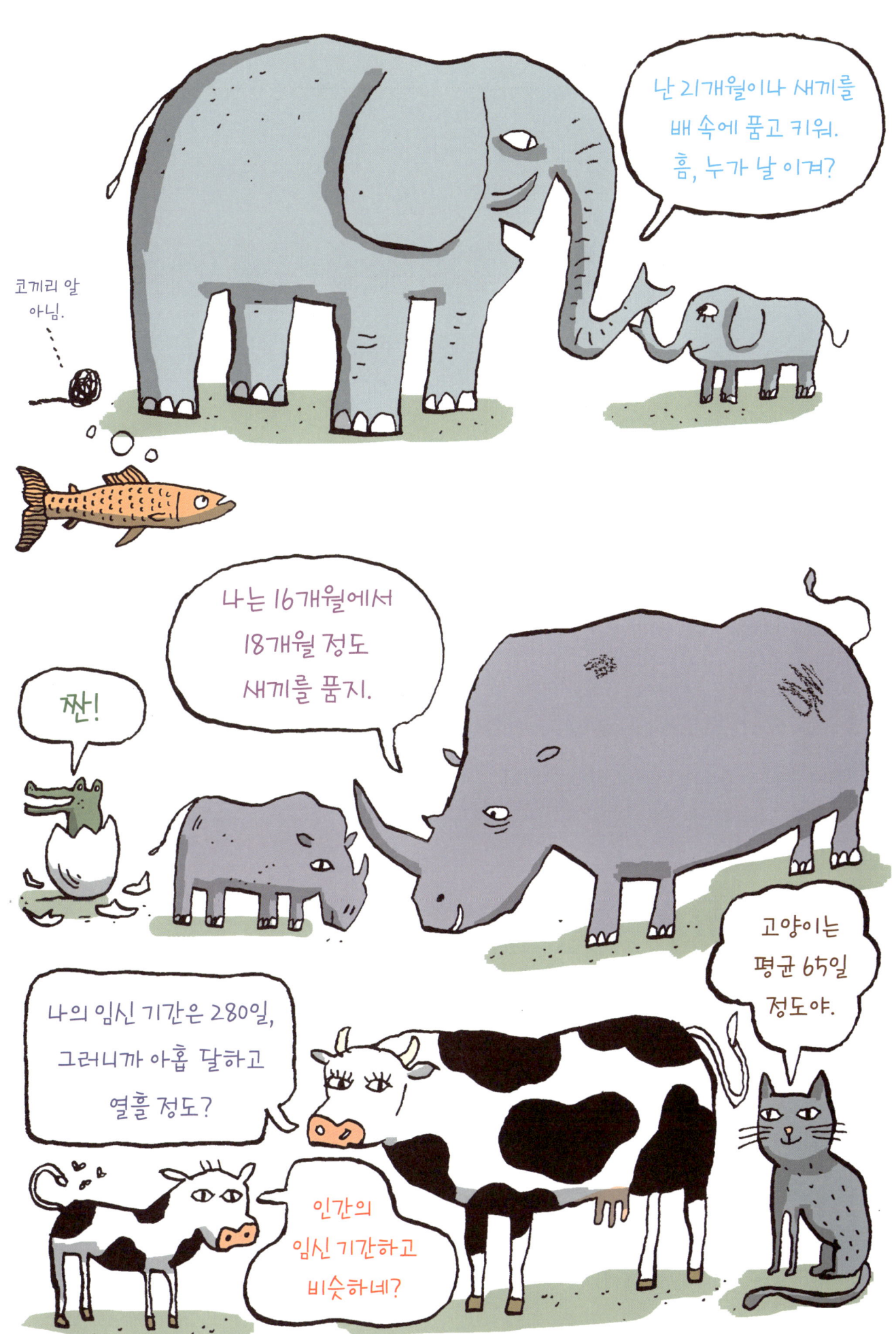

우리 몸의 생김새

음, 일단 어른들이 아기를 만들어요.
남자와 여자는 몸의 생김새가 조금 달라요!

여러분이 여자아이라면요.

몸에 '외음부'라고 부르는 기관이 있을 거예요.

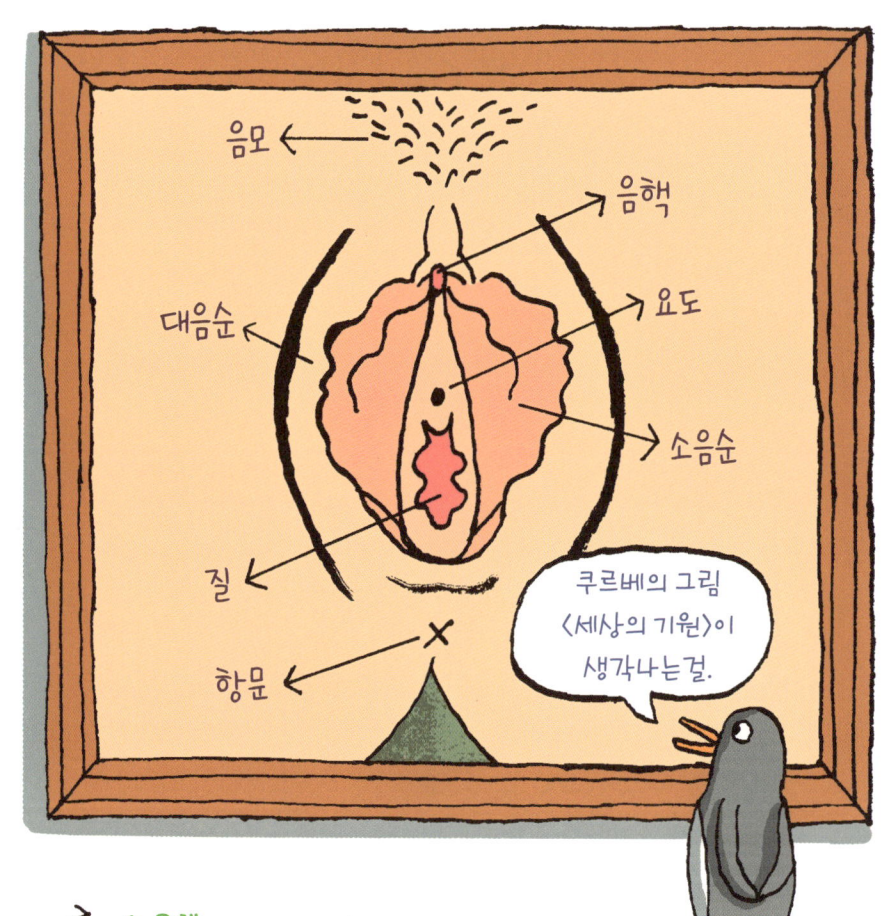

음모 · 음핵 · 대음순 · 요도 · 소음순 · 질 · 항문

"쿠르베의 그림 〈세상의 기원〉이 생각나는걸."

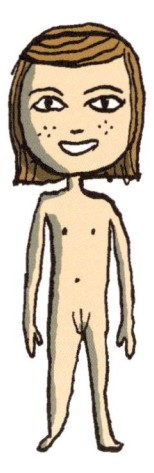

1. 음핵
원통 모양의 작은 돌기인데요. 소음순 아래 가려져 있고, 길쭉하게 생겼어요. 음핵은 촉각에 매우 예민하고, 늘어나기도 해요.

2. 요도
가장 앞쪽의 이 작은 구멍이 요도예요. 방광에 모인 오줌을 몸 밖으로 내보내는 관이랍니다. 그래서 오줌길이라고도 해요. 방광은 오줌을 담고 있는 주머니예요.

3. 질
자궁과 외부를 연결하는 통로예요. 길이 약 7~8cm의 원통형 관 모양인데요. 아기가 생기기 전에 정자가 들어오는 길이지요. 출산 때는 아기가 나가는 길이기도 해요. 생리 때는 혈액이 외부로 나가는 길이고요.

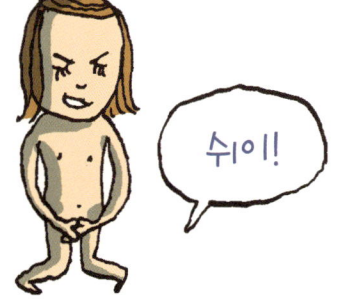

"쉬이!"

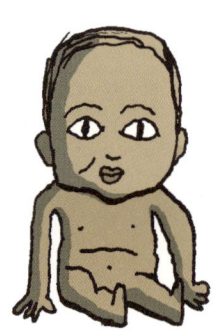

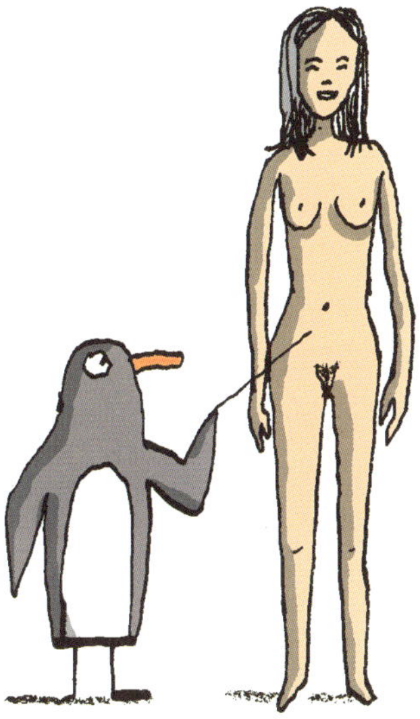

자궁의 양쪽에 난소가 있어요.
여기서 난자가 만들어져요.

여자 몸에서
아기를 만드는 생식 기관은
주로 배 안쪽에 있어요.

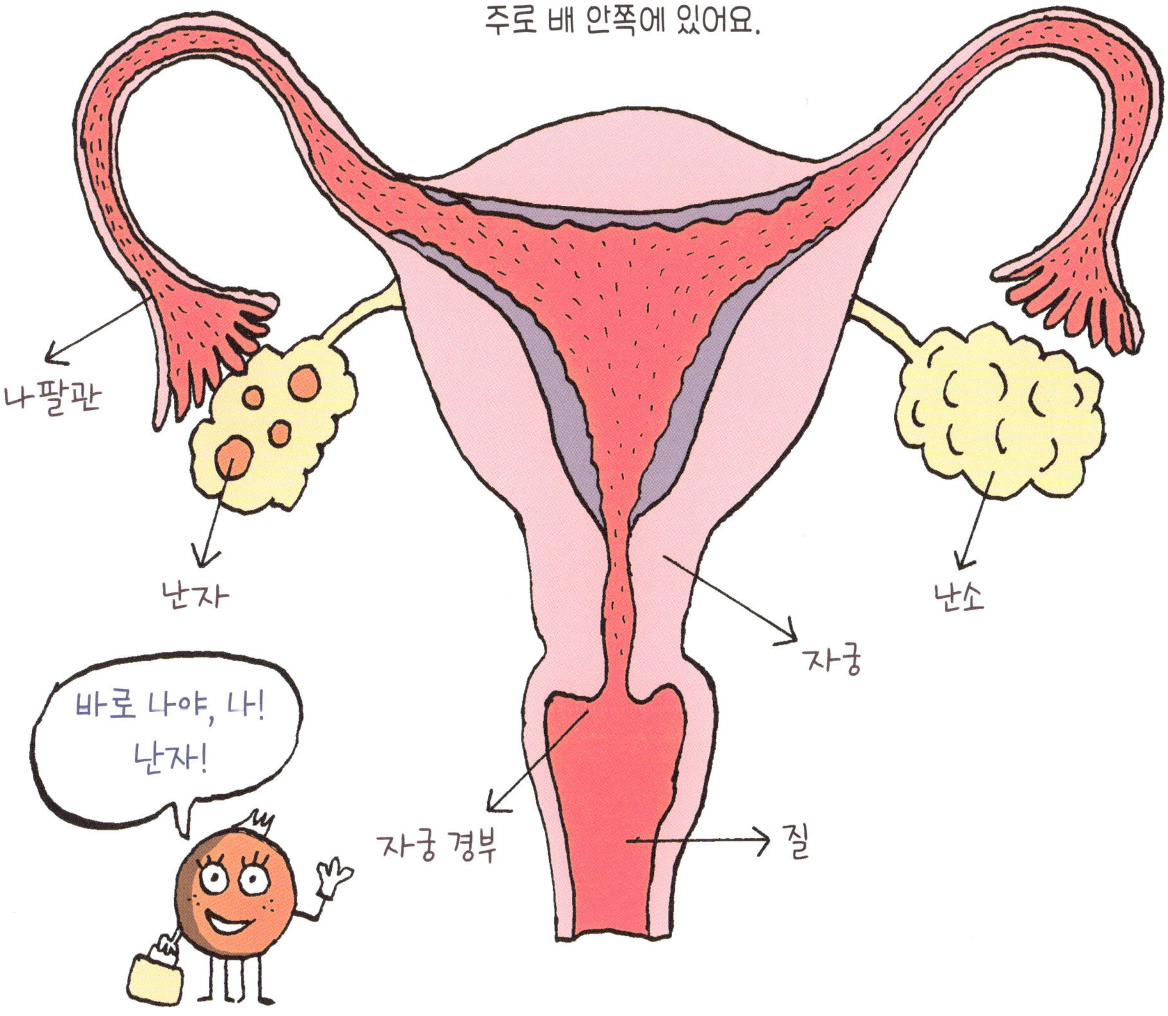

나팔관

난자

바로 나야, 나!
난자!

자궁 경부

자궁

난소

질

나팔관은 자궁에서 난소까지 뻗어 있는 두 개의 가느다란 관이에요.
난소에 있는 난자가 성숙하면 나팔관으로 들어가요. 나팔관 안쪽은 수많은
섬모로 덮여 있어요. 섬모가 난자를 자궁으로 서서히 밀어내요.

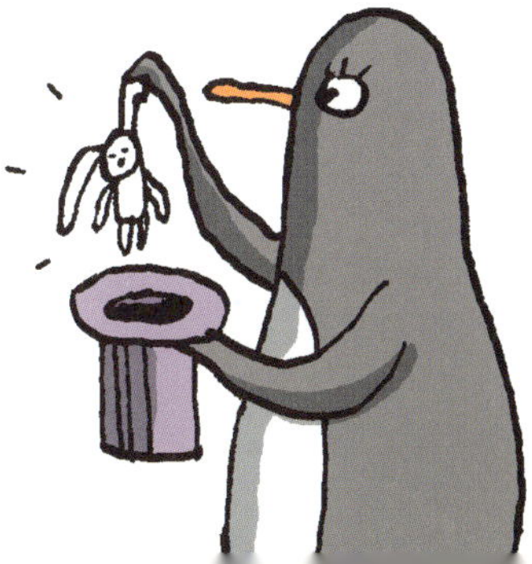

아기는 바로 이곳에서 시작됩니다!

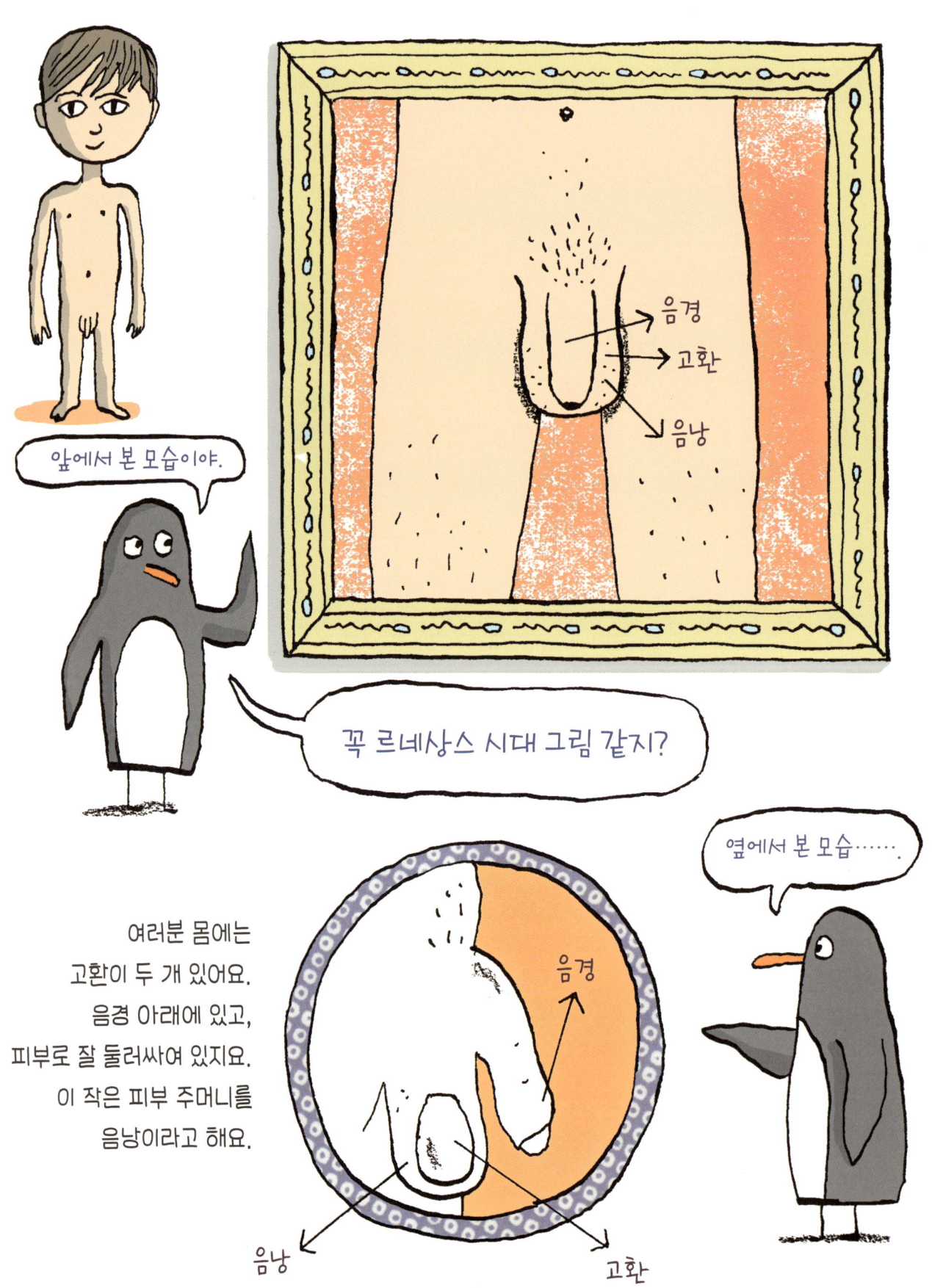

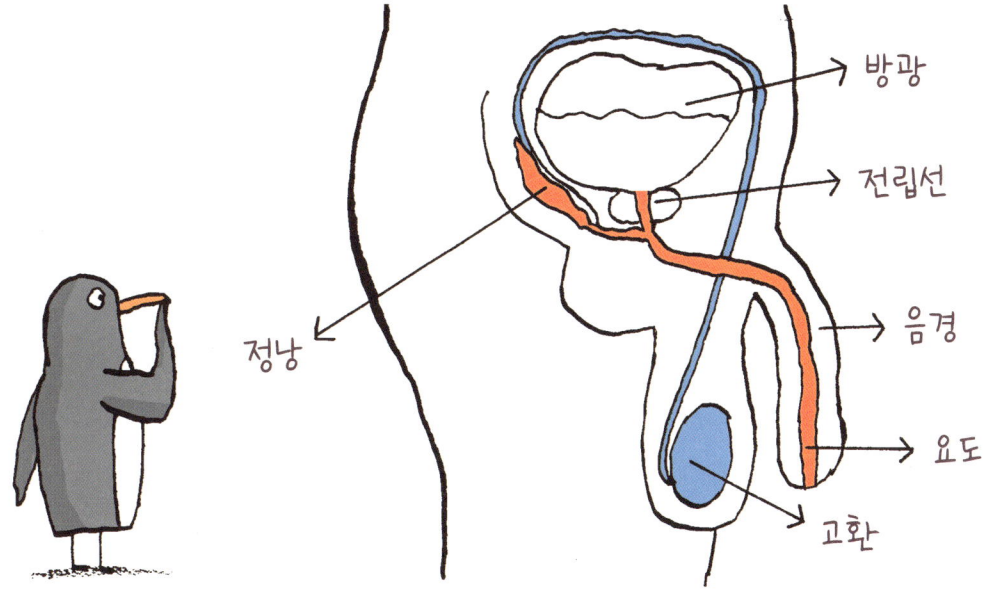

고환은 음낭 속에 좌우 1개씩 있는데, 여기서 정자를 만들어 내요. 정자는 올챙이처럼 생겼고, 눈에 보이지 않을 정도로 작아요. 머리에서 꼬리로 갈수록 가늘어지는데요. 머리는 납작한 아몬드 모양이며, 꼬리는 가느다란 털처럼 생겼어요. 꼬리로 헤엄쳐서 난자한테 가요.

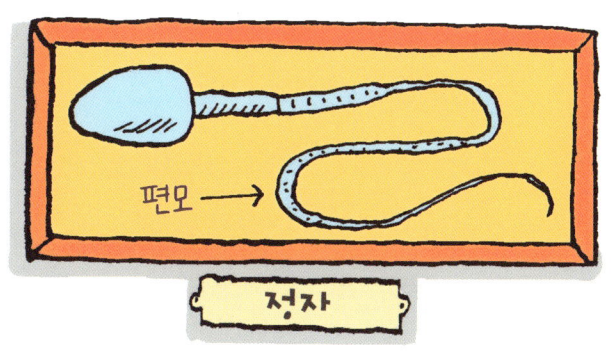

여러분도 여자들과 마찬가지로 요도, 즉 소변이 흐르는 작은 관을 가지고 있어요. 남자의 요도는 음경 안에 감추어져 있지요. 여러분의 몸이 자라면 음경으로 소변 말고 다른 것도 지나간답니다. 그래요, 바로 정자가 이리로 통과하거든요!

고환에서 만들어진 정자는 정낭과 전립선에서 생긴 액체와 섞여 우윳빛을 띠는 액체가 돼요. 이것을 '정액'이라고 하는데요. 이 안에 정자가 잔뜩 들어 있어요. 정액이 요도를 지나 음경 밖으로 나오는 걸 '사정'이라고 하지요.

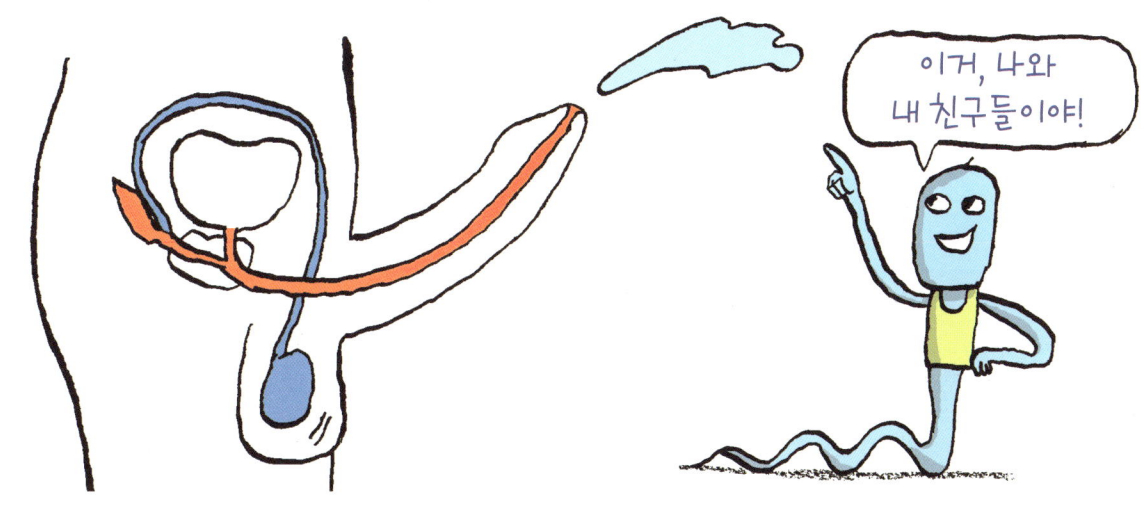

아기는 어떻게 생기나요?

아기는 난자와 정자가 만나서 만들어져요.
보통은 남자와 여자가 사랑을 나누고 나면 이런 일이 생기지요.

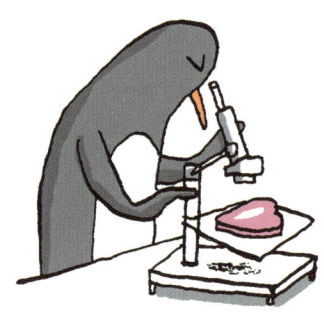

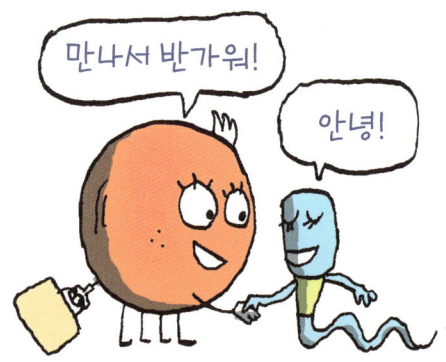

여자는 한 달에 한 번씩 배란을 합니다. 임신을 할 수 있는 난자가 난소에서 나와 나팔관으로 가요. 앗, 서둘러야 해요! 정자와 만날 수 있는 건 한 달에 딱 한 번뿐이거든요. 이때를 놓치면 난자는 그대로 사라져 버려요.

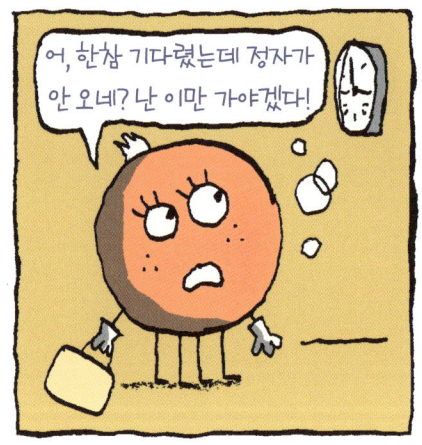

가다니! 대체 어디로 간다는 말일까요?

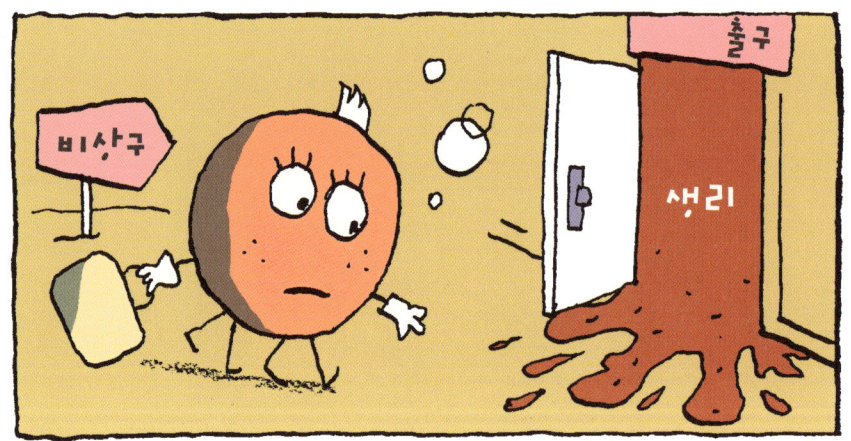

난자가 정자를 만나지 못하면 자궁의 내막이 벗겨지면서 혈액과 함께 몸 밖으로 흘러나와요. 이것을 '생리'라고 하지요. 생리는 보통 10~14세에 시작해 50세 전후까지 지속되어요.

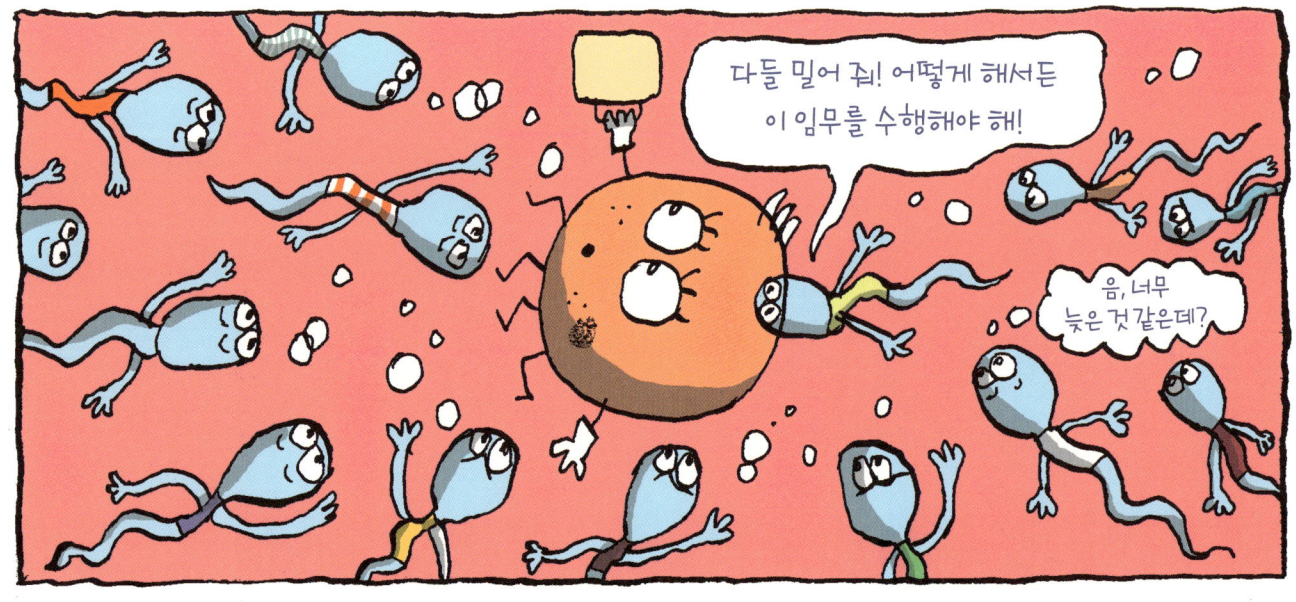

참, 원래는 정자 한 마리만 난자에 들어갈 수 있어요. 이때 올챙이들끼리 난투극이 벌어지지요!

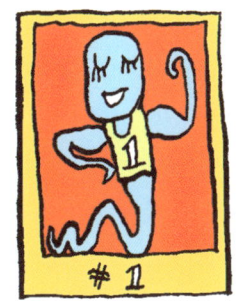 정자와 난자가 만나 합체하여 '수정란'이라는 하나의 세포가 되는데요. 이것을 '수정'이라고 해요.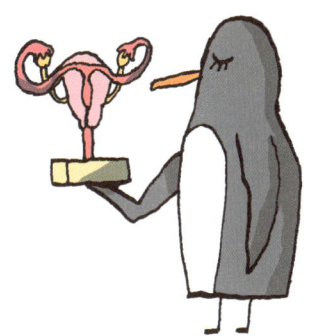

난자와 정자의 만남

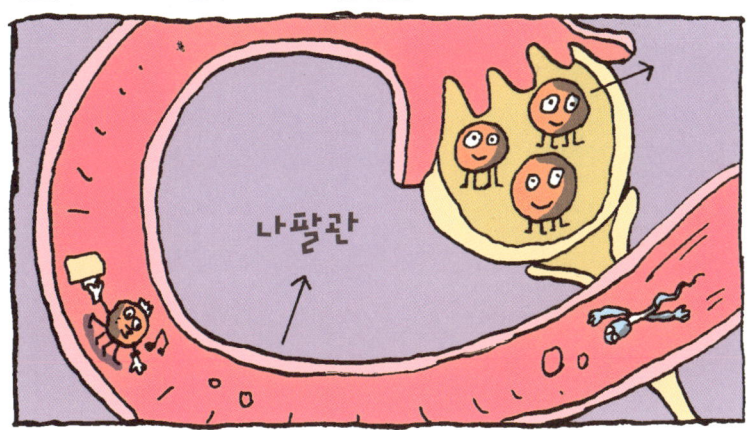 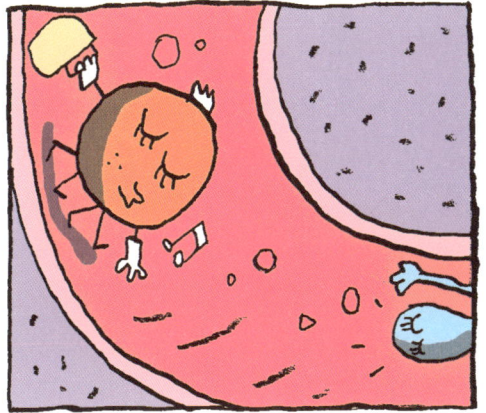

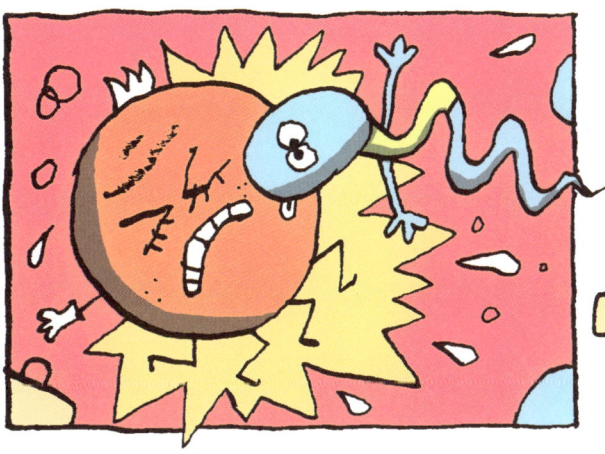 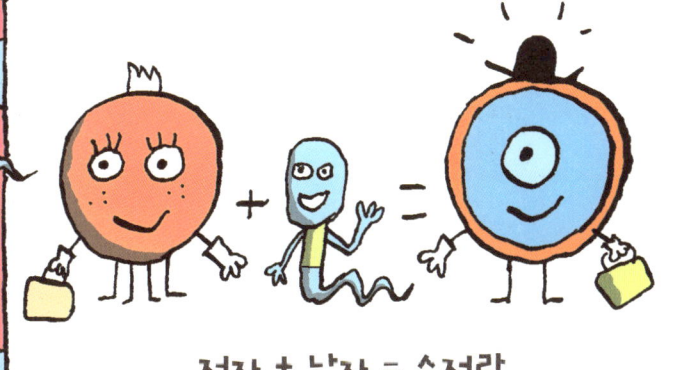

정자 + 난자 = 수정란

자궁을 향해 출발!

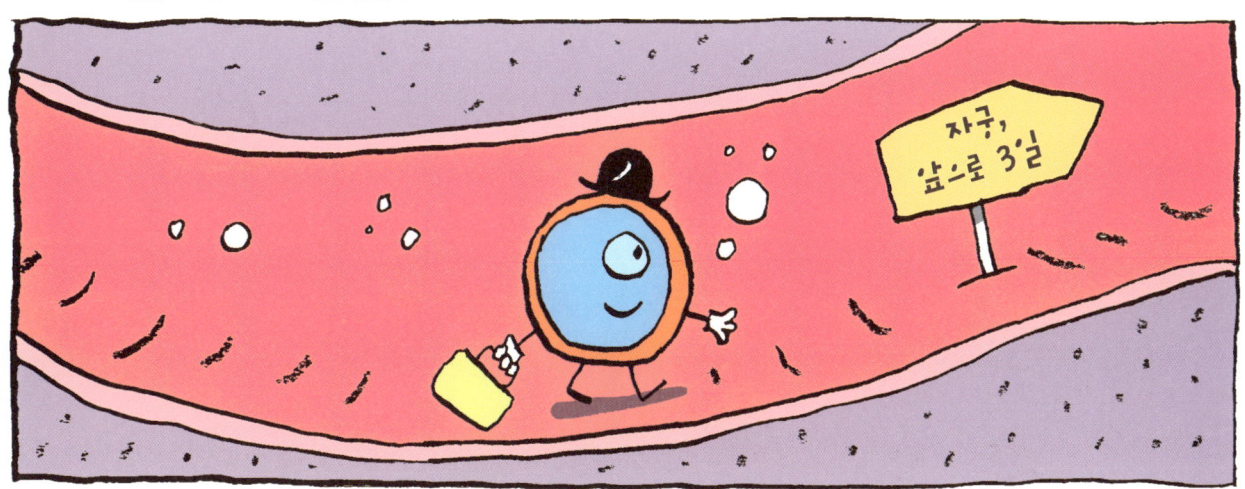

짠, 나는 수정란이에요!

아주 작지만 이미 완전하답니다. 앞으로의 삶은 정해져 있어요.
아기를 만들 세포는 미리 다 준비해 두었지요. 난 굉장히 힘이 세어요.
쪼개어져서 머릿수를 늘릴 수도 있고, 심지어 모습을 바꿀 수도 있어요.

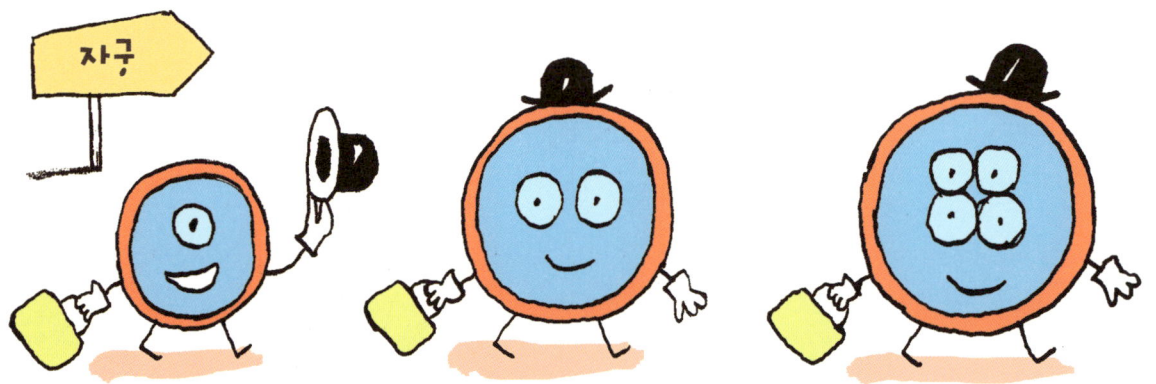

나는 자궁에서 열 달을 지낼 거예요. 나한테는 (나를 천재로 만들어 줄) 뇌세포도 있고,
(보드랍고 고운) 피부를 만들 세포도 있어요.

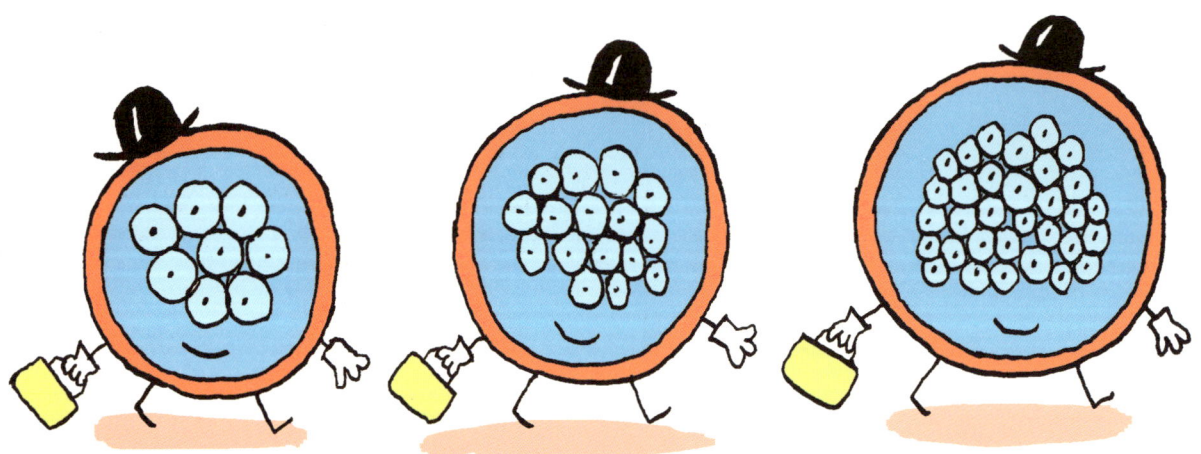

(챔피언이 될 수 있도록) 피와 근육을 만들 세포도 있고요. 전부 다 각자의 역할이 있답니다!

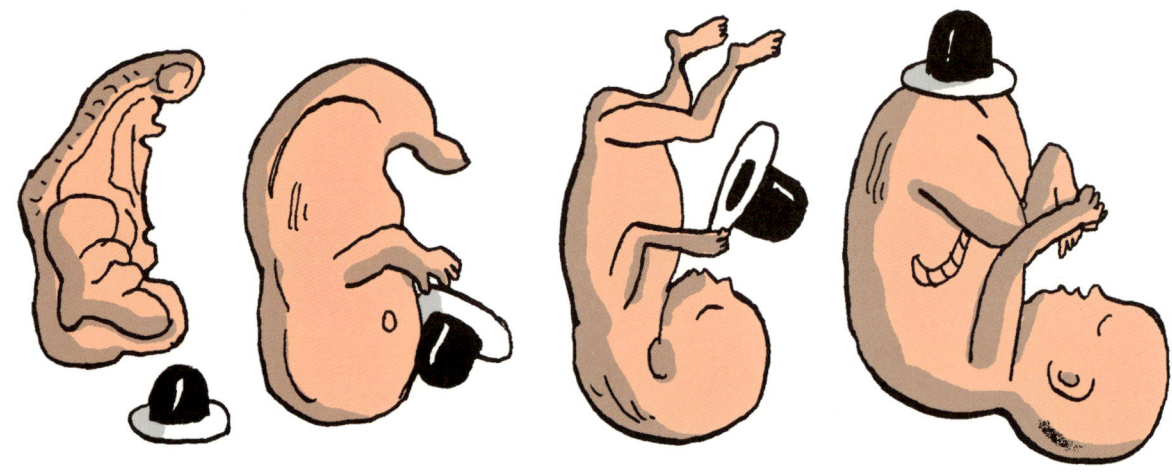

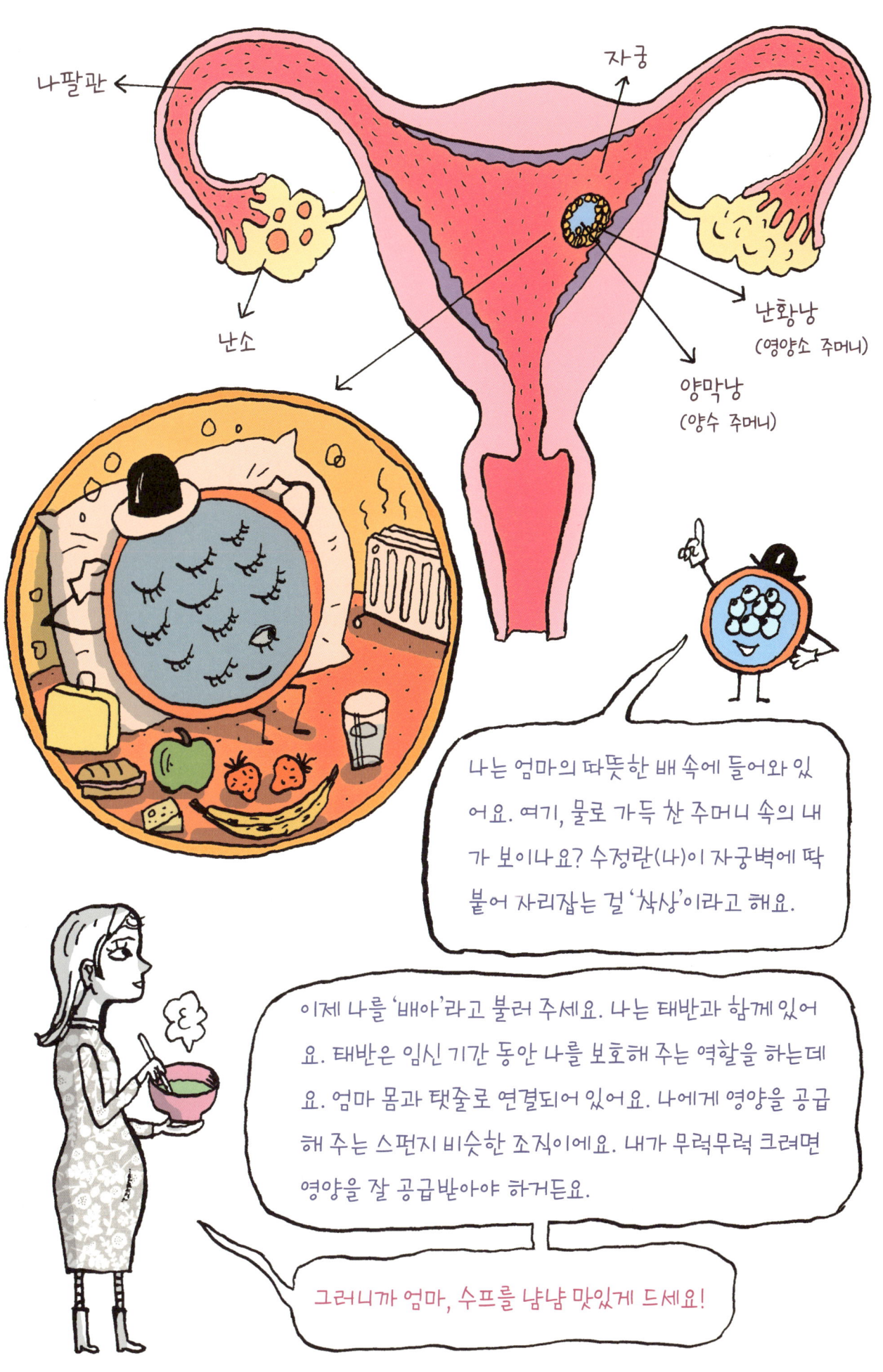

아기를 가지는 여러 가지 방법

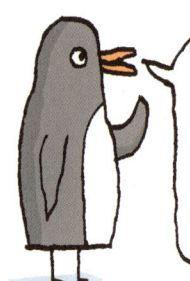

가끔은 서로 무척 사랑해서 아기를 갖고 싶어 하는 남녀가 임신이 뜻대로 안 되어 괴로워하기도 해. 때로는 여자끼리, 혹은 남자끼리 서로 사랑하기 때문에 아기를 가질 수 없는 경우도 있지.

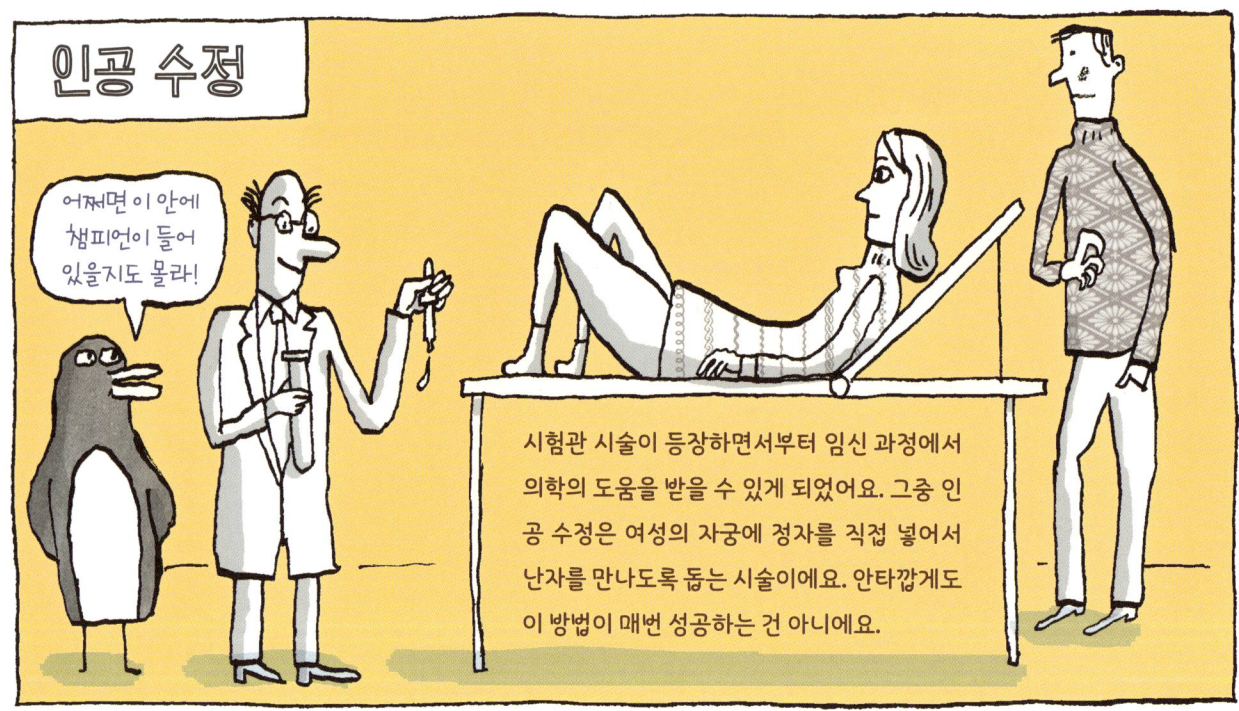

인공 수정

어쩌면 이 안에 챔피언이 들어 있을지도 몰라!

시험관 시술이 등장하면서부터 임신 과정에서 의학의 도움을 받을 수 있게 되었어요. 그중 인공 수정은 여성의 자궁에 정자를 직접 넣어서 난자를 만나도록 돕는 시술이에요. 안타깝게도 이 방법이 매번 성공하는 건 아니에요.

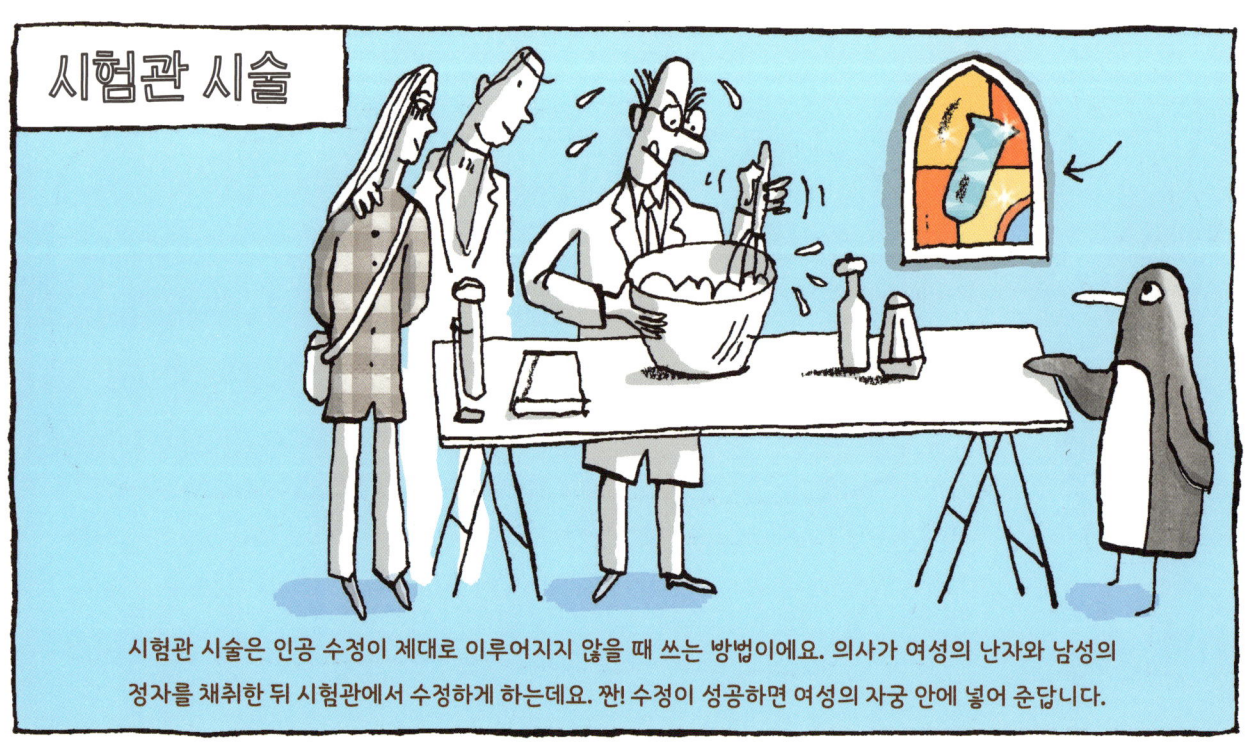

시험관 시술

시험관 시술은 인공 수정이 제대로 이루어지지 않을 때 쓰는 방법이에요. 의사가 여성의 난자와 남성의 정자를 채취한 뒤 시험관에서 수정하게 하는데요. 짠! 수정이 성공하면 여성의 자궁 안에 넣어 준답니다.

대리모

다른 방법도 있어요. '대리모 출산'은 아기를 자기 배로 품을 수 없는 여성이 다른 여성의 몸을 이용해 아기를 낳게 하는 방법이에요. 우리나라에서는 법으로 금지하고 있어요.

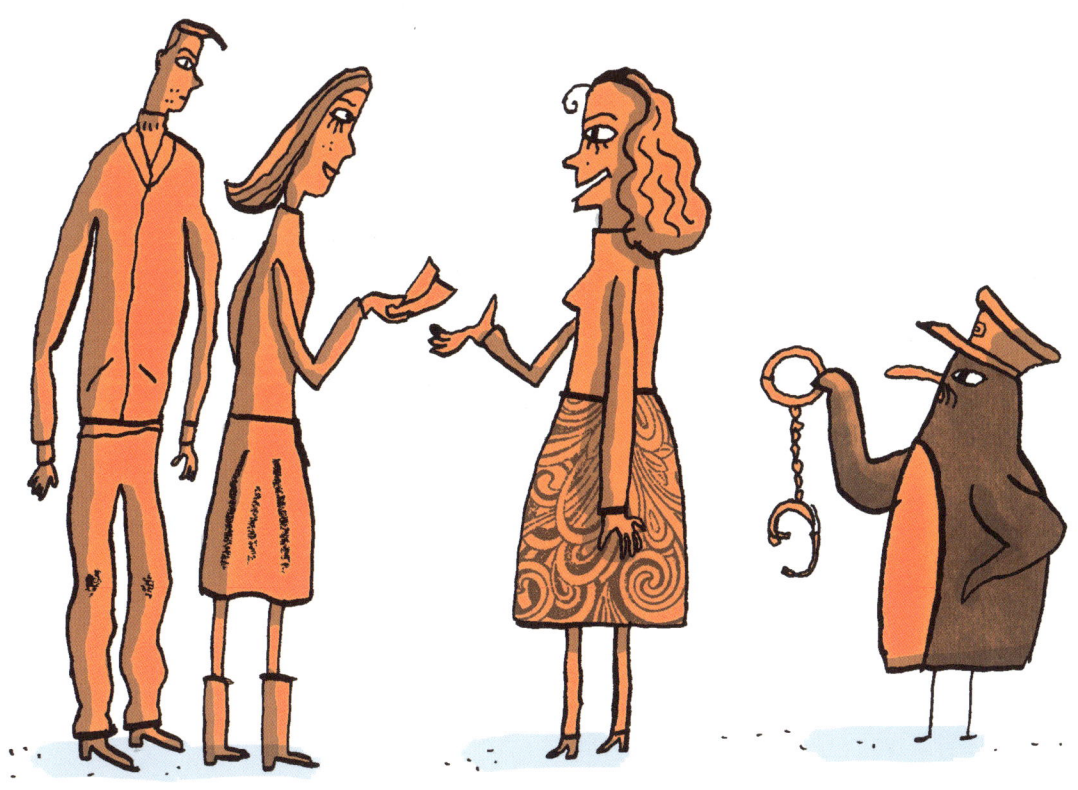

입양

입양은 다른 사람이 낳은 아이를 자기 아이로 받아들이는 방법이에요.

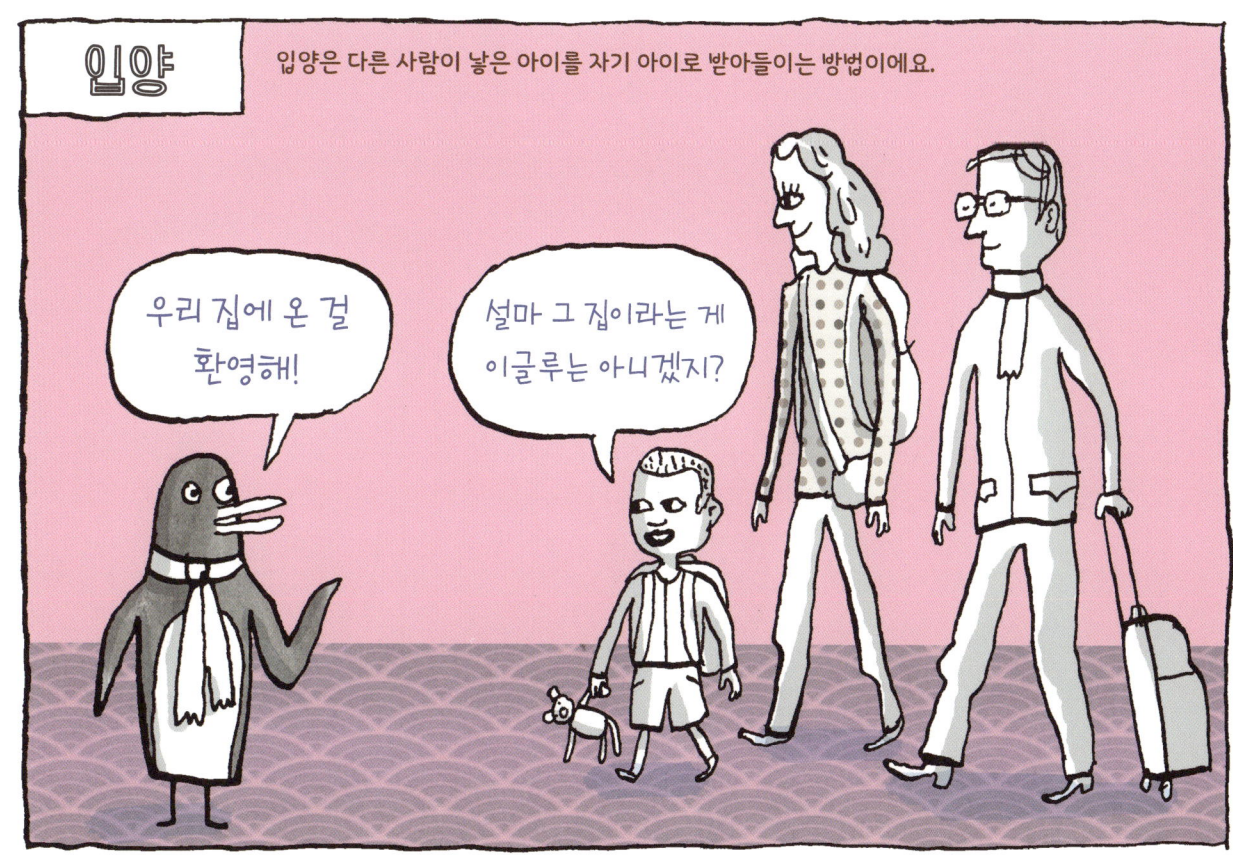

우리 집에 온 걸 환영해!

설마 그 집이라는 게 이글루는 아니겠지?

때로는 쌍둥이가 생겨나기도 해요

엄마의 자궁 속에 있는 배아가 하나가 아닐 때도 있어요. 이런 경우에는 쌍둥이가 된답니다. 일란성일 수도 있고, 이란성일 수도 있지만요.

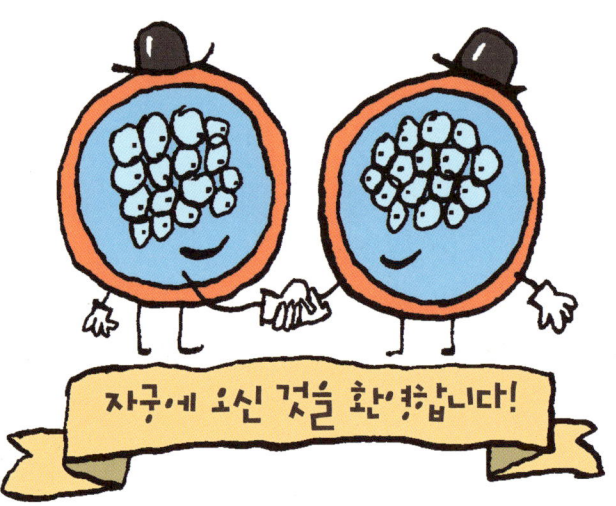

일란성? 이란성? 그게 뭐냐고요?

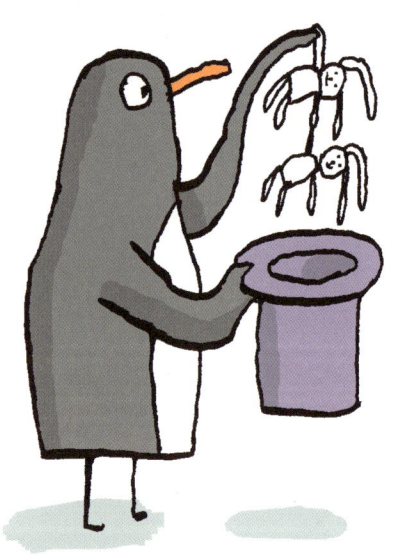 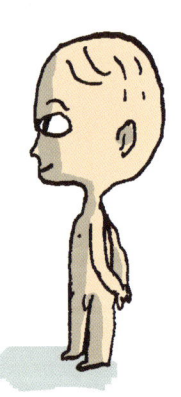

쌍둥이는 한 번의 임신에서 함께 태어나는 둘 이상의 아기들이에요. 과학자들은 아직도 쌍둥이를 발생시키는 원인을 정확히 알아내지 못했어요. 어쨌든, 정말 신기한 일이긴 해요.

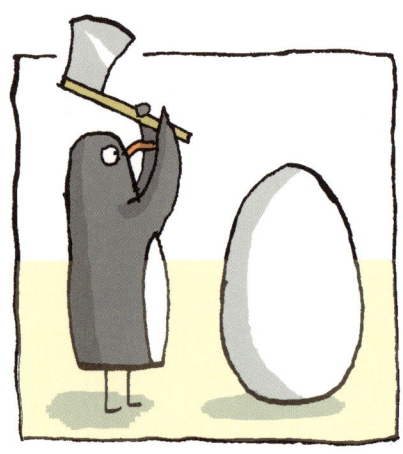 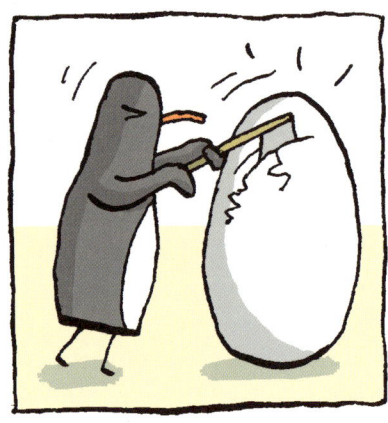 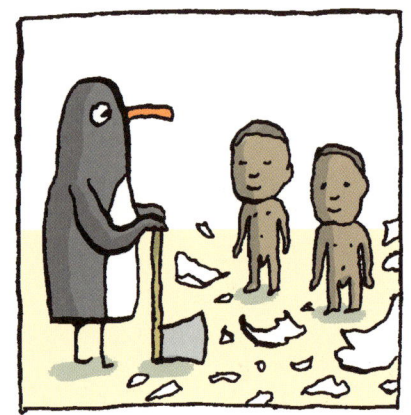

일란성 쌍둥이는 하나의 수정란이 갈라져서 두 개가 된 경우예요.
그래서 생김새가 거의 같고, 성별과 혈액형, DNA까지 일치해요!

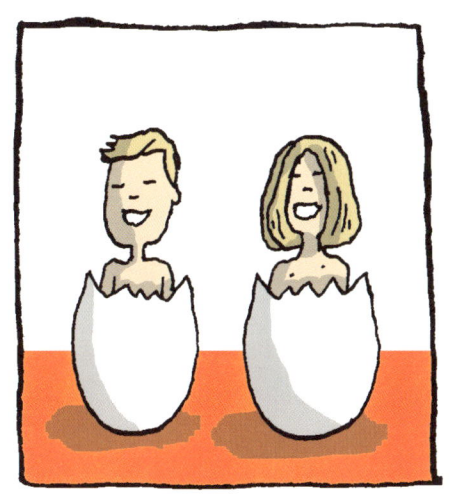 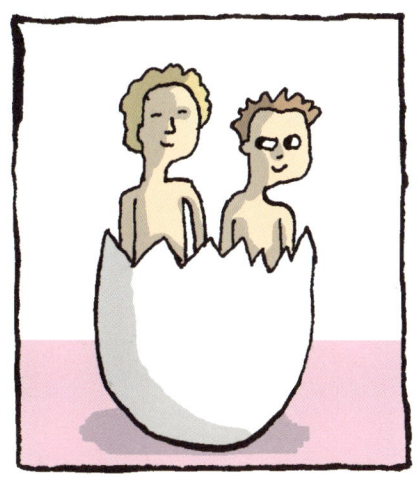

이란성 쌍둥이는 두 개의 정자와 두 개의 난자가 만나 동시에 수정된 거예요. 그래서 수정란이 두 개랍니다. 이때는 남자 아기와 여자 아기가 태어날 수도 있고, 남자 아기만 둘 태어날 수도 있고, 여자 아기만 둘 태어날 수도 있어요.

아주 드물게 두 개의 정자가 한 개의 난자와 만나기도 해요. 이때는 일란성도 아니고 이란성도 아닌 '반일란성' 쌍둥이라고 한답니다. 이런 경우는 확률적으로 매우 희귀하다나요?

부모가 의사의 도움을 받아 아기를 만들 때는 쌍둥이가 태어날 확률이 특히 높아요. 당연하죠, 의사는 임신 성공률을 높이기 위해 여러 개의 수정란을 엄마의 자궁에 집어넣거든요! 그래서 세쌍둥이, 네쌍둥이가 태어날 수도 있어요. 한꺼번에 아기가 네 명? 와우, 탁구팀을 만들어도 되겠네요!

하지만 나는 혼자예요. 여러분이 나의 모험에 함께해 줄래요?

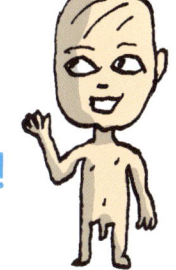

자, 준비됐습니다. 이제 출발합니다!

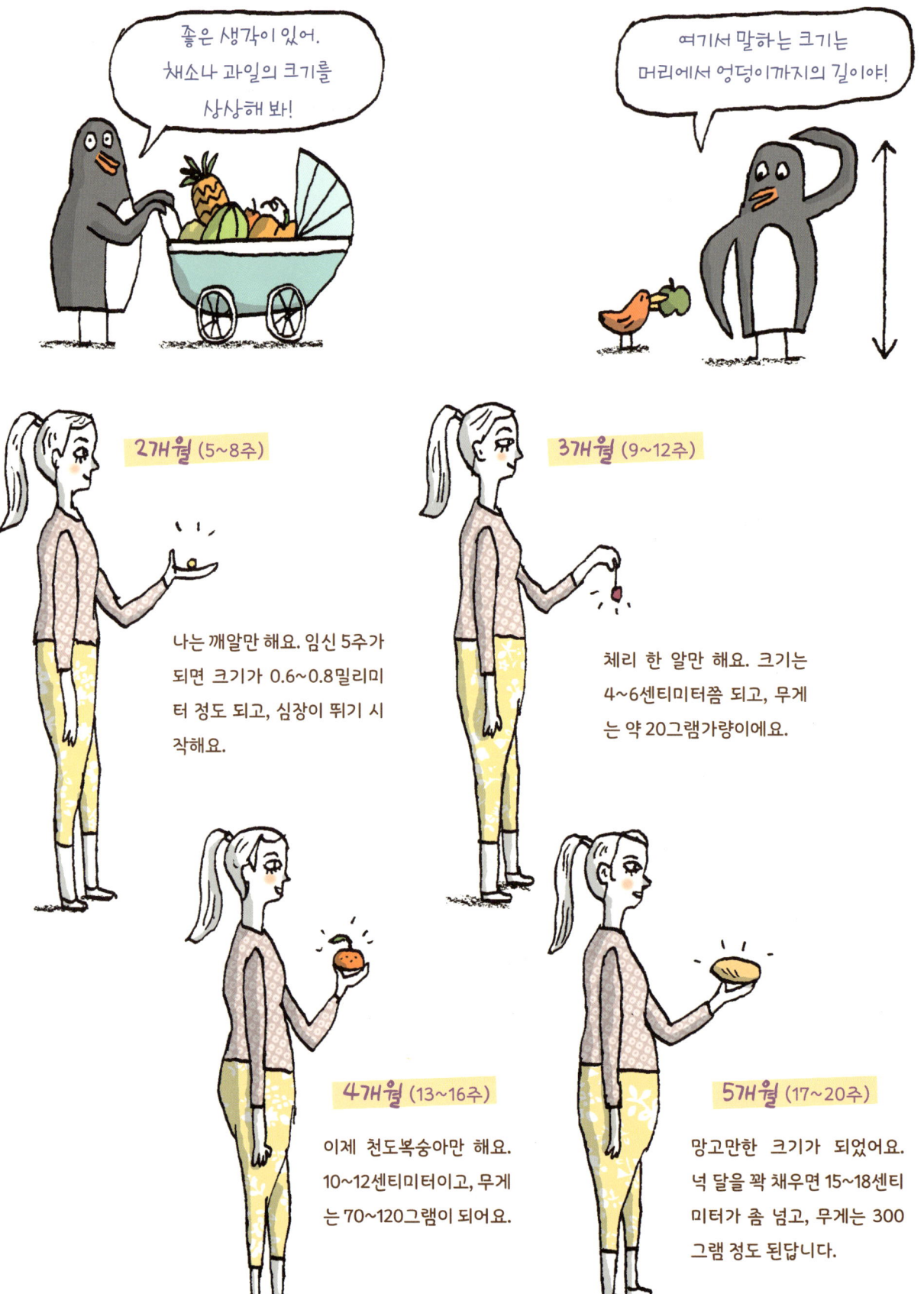

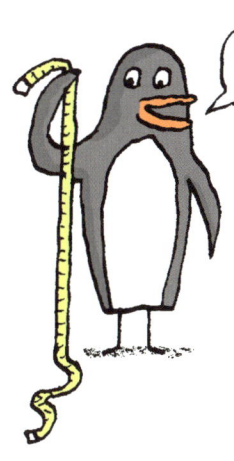

이제부터 머리부터 발까지를 키로 칠게!

6개월 (21~24주)

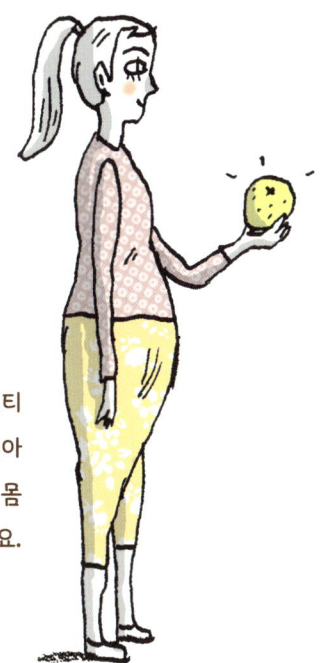

이젠 자몽만 해요. 25센티미터니까, 어느덧 신생아 키의 절반이 되었어요. 몸무게는 630그램쯤 되어요.

7개월 (25~28주)

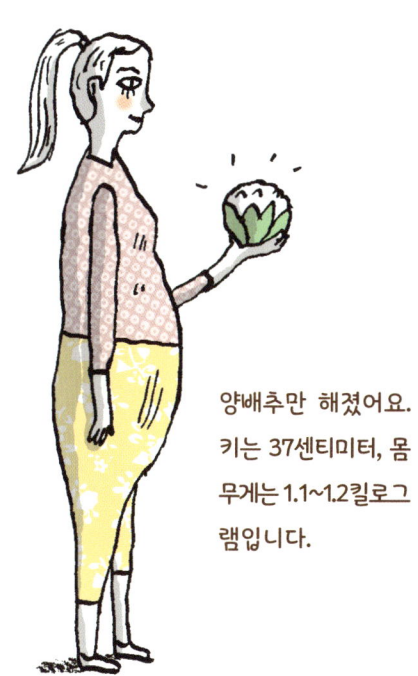

양배추만 해졌어요. 키는 37센티미터, 몸무게는 1.1~1.2킬로그램입니다.

8개월 (29~32주)

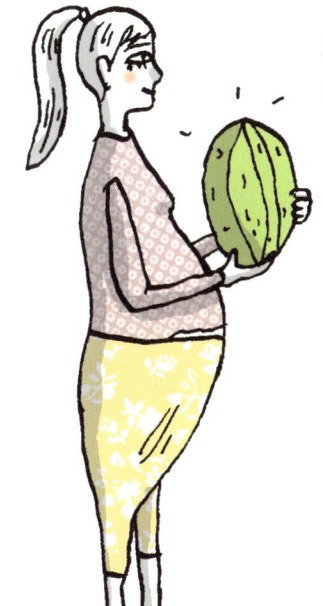

멜론만 해졌어요. 나는 30센티미터에 1.5~1.8킬로그램이 되었어요.

9개월 (33~36주)

드디어 수박만 해졌어요. 47센티미터에 3.25킬로그램이에요.

10개월 (37~40주)

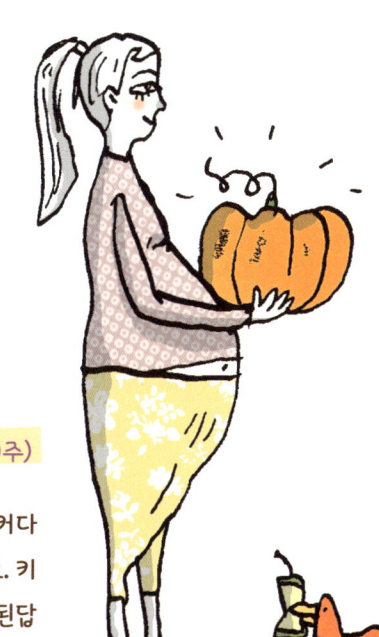

3.5킬로그램짜리 커다란 호박만 해졌어요. 키도 50센티미터나 된답니다.

임신 2개월 5~8주

임신 초기에는 내가 잘 보이지 않아요!
수정이 일어난 지 3주밖에 안 됐거든요.
하지만 임신 초기 증상이 나타나지요.

나는 올챙이와 비슷하게 생겼어요. 머리가 몸보다 크고 '꼬리'가 달려 있지요.

내게는 봄날의 나무처럼 작은 '싹'이 돋아나 있어요. 몸에서 살짝 튀어나온 이 돌기들이 나중에 나의 팔이 되고, 눈이 되고, 혀가 될 거예요!

이래 봬도, 나는 이제 어엿한 인간이라고 자신 있게 말할 수 있어요.

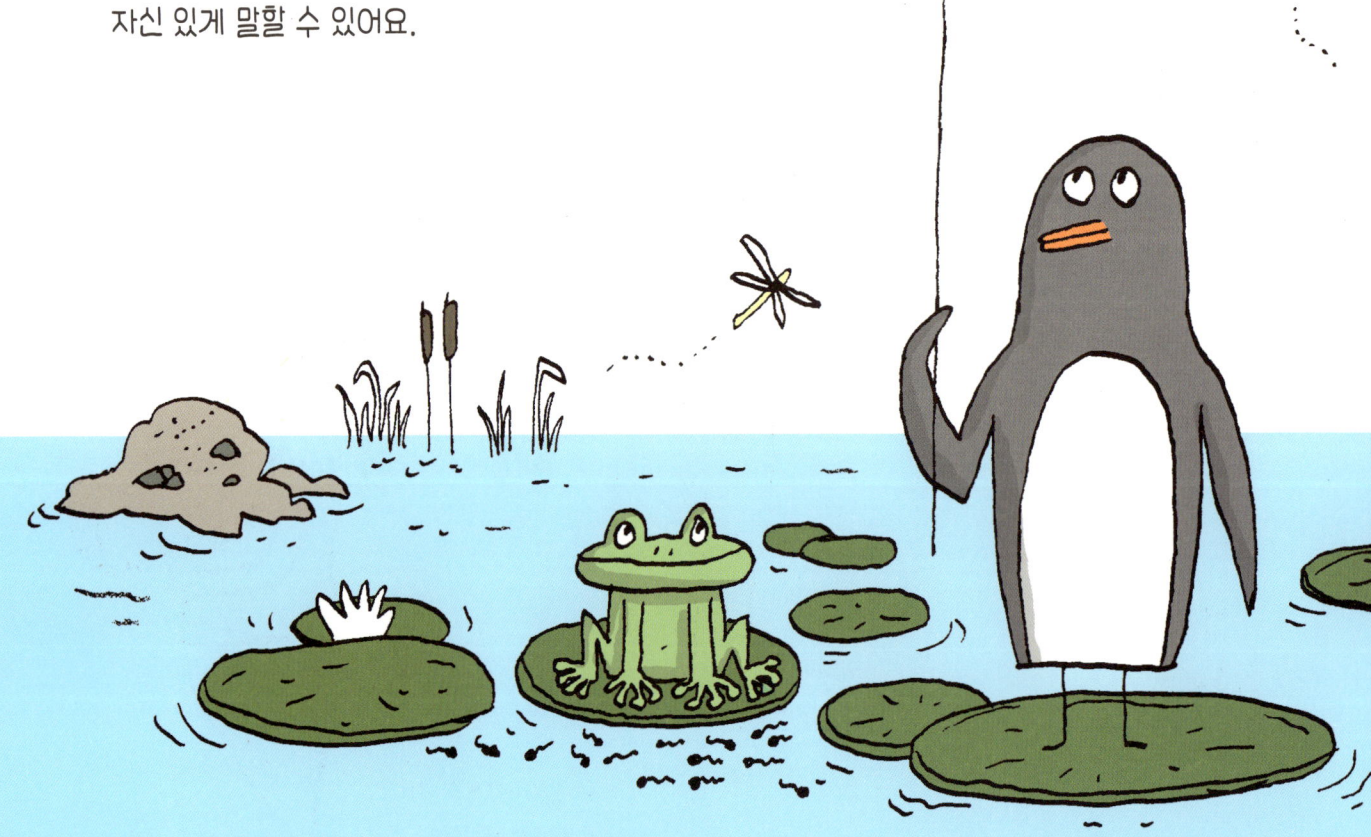

내 척추가 만들어지는 중이에요. 뇌와 신경계도 그에 맞춰 착착 만들어지고 있지요.

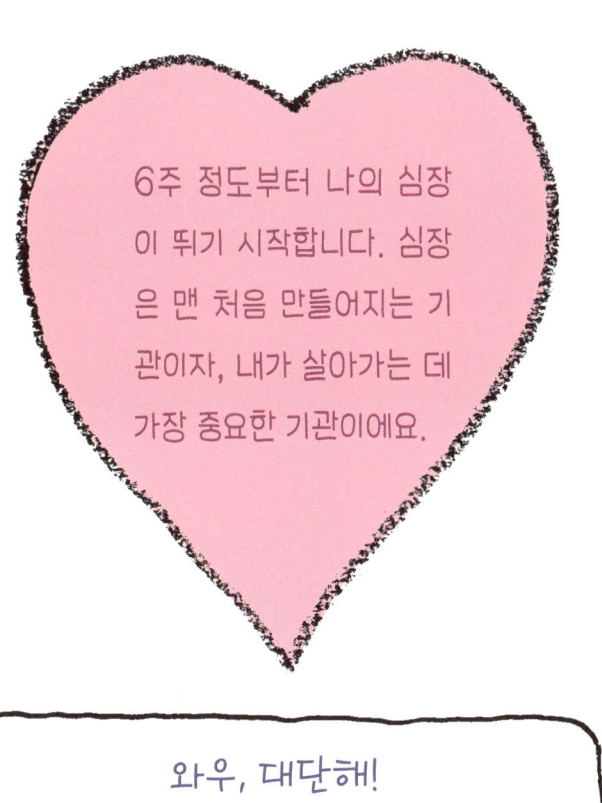

6주 정도부터 나의 심장이 뛰기 시작합니다. 심장은 맨 처음 만들어지는 기관이자, 내가 살아가는 데 가장 중요한 기관이에요.

와우, 대단해! 이 아기는 리듬감을 타고났나 보네! 심장이 1분당 130~160회로 빠르게 뛰잖아? 성인 맥박 수의 거의 두 배로군!

처음에는 난황낭에서 영양을 공급받아요. 이 주머니가 나의 첫 번째 식량 창고인 셈이지요. 가장 먼저 혈관을 만들어요. 그래요! 내 몸에는 벌써 피가 돌고 있답니다!

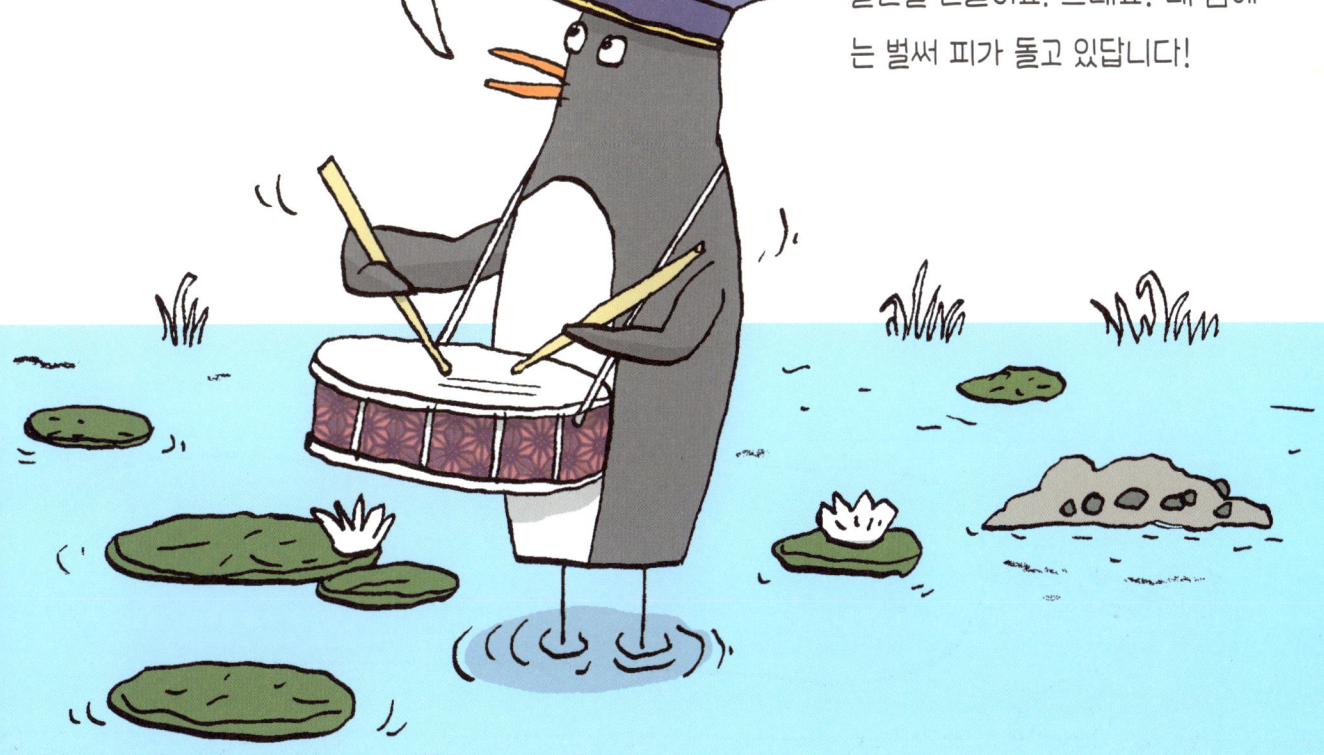

임신 3개월 9~12주

3개월 초기까지는 내 몸에 작은 꼬리가 남아 있어요. 물속에 살았다는 우리 조상도 이런 모습이었겠지요? 앞으로 몇 주 동안, 나는 엄청난 변화를 겪게 될 거예요!

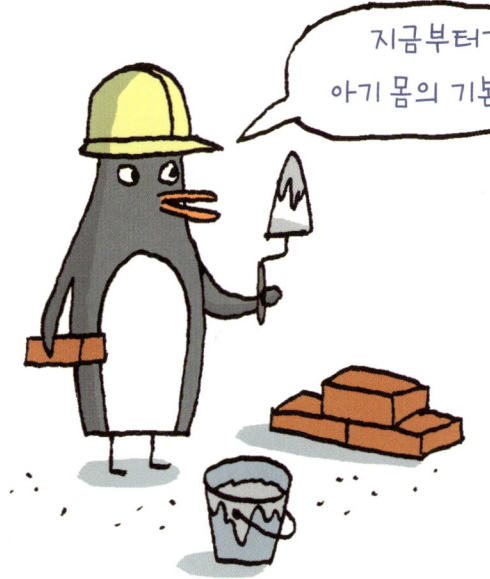

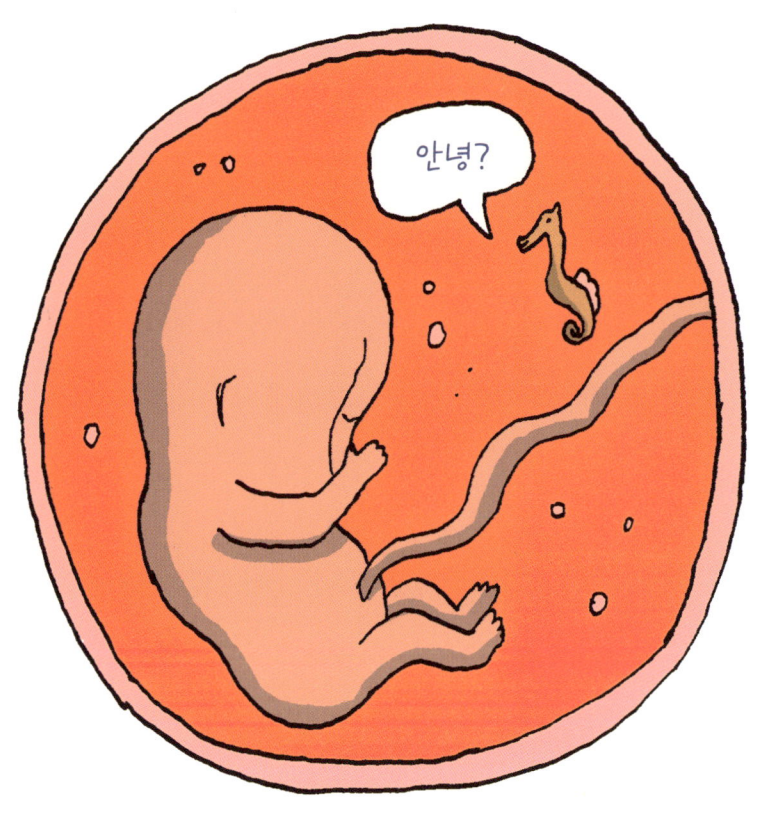

나는 양수라고 하는 액체로 가득 찬 커다란 주머니 속에서 살아요. 새끼 해마처럼 따뜻하고 안전한 물속에 푹 잠겨 있지요. 이 중요한 달을 지나고 나면, 나는 아기의 모양새를 얼추 갖출 거예요.

나를 엄마와 연결해 주고, 나에게 영양을 공급해 줄 관이 서서히 만들어져요. 이 관을 '탯줄'이라고 부른답니다. 탯줄은 '중심'을 의미하는데요. 훗날 '배꼽' 자리가 되지요. 여러분 몸의 배꼽이 바로 이 탯줄이 떨어지고 아문 자리거든요. 그러니까 배꼽은 탯줄이 마지막으로 남긴 흔적이에요.

탯줄은 임신 기간 내내 자라. 나중에는 아기가 배 속에서 자유롭게 움직일 수 있을 만큼 길어지지.

엄마의 도움을 받아 태반을 만들어요. 태반은 나에게 영양분을 공급할 뿐만 아니라 세균의 공격에서도 지켜 줍니다. 배설물을 내보내기도 하고요.

엄마와 나는 환상적인 호흡의 한 팀입니다! 나는 엄마의 혈액에서 호흡에 필요한 산소와 수분과 영양분을 얻거든요. 그러고는 소소한 배설물을 엄마에게로 보낸답니다. 아주아주 실용적이지요!

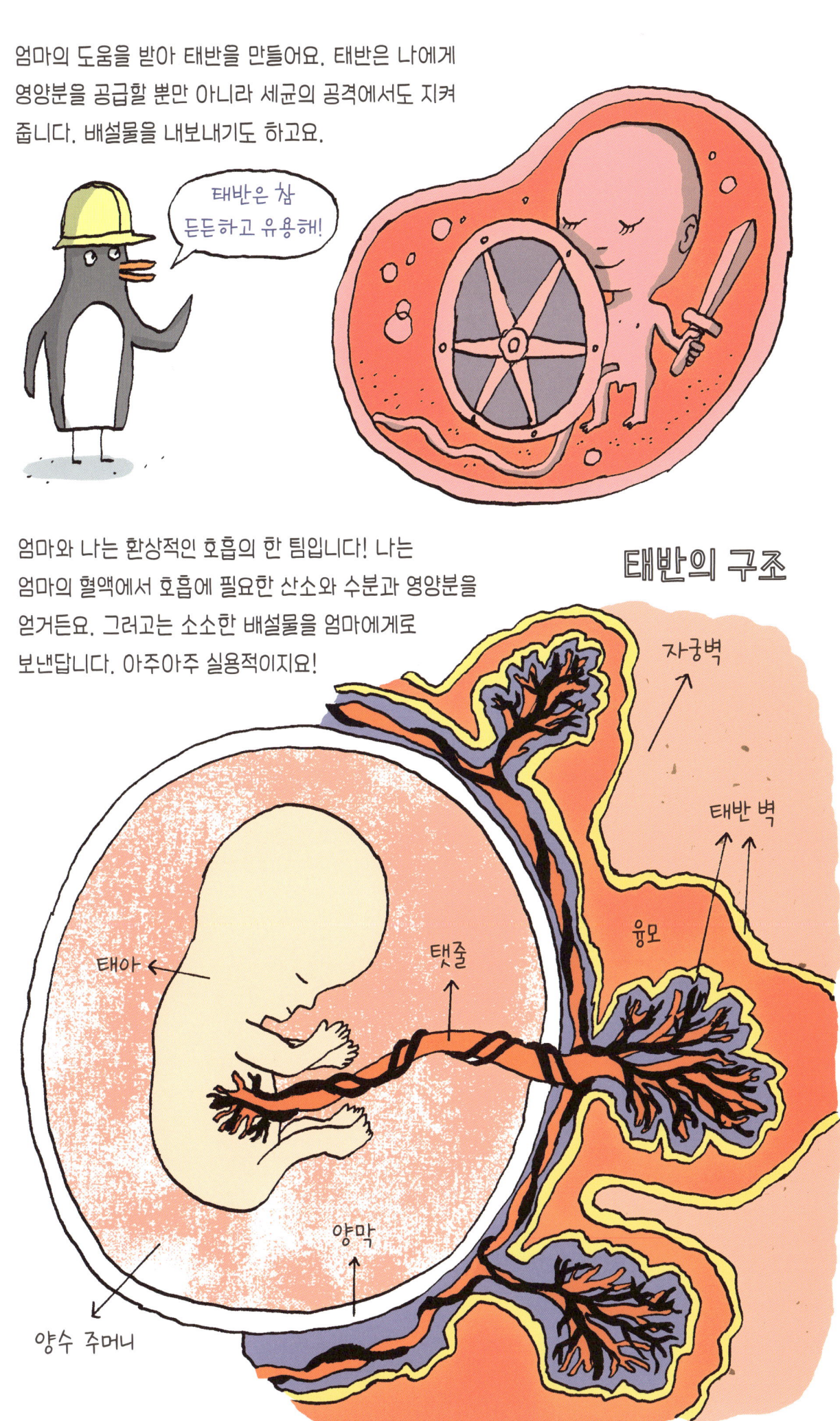

태반은 참 든든하고 유용해!

태반의 구조

- 자궁벽
- 태반 벽
- 융모
- 탯줄
- 태아
- 양막
- 양수 주머니

아, 중요한 정보가 있어요! 9주가량이 되면 꼬리가 떨어져 나가고 나는 자그마한 개구리 같은 모습이 됩니다.

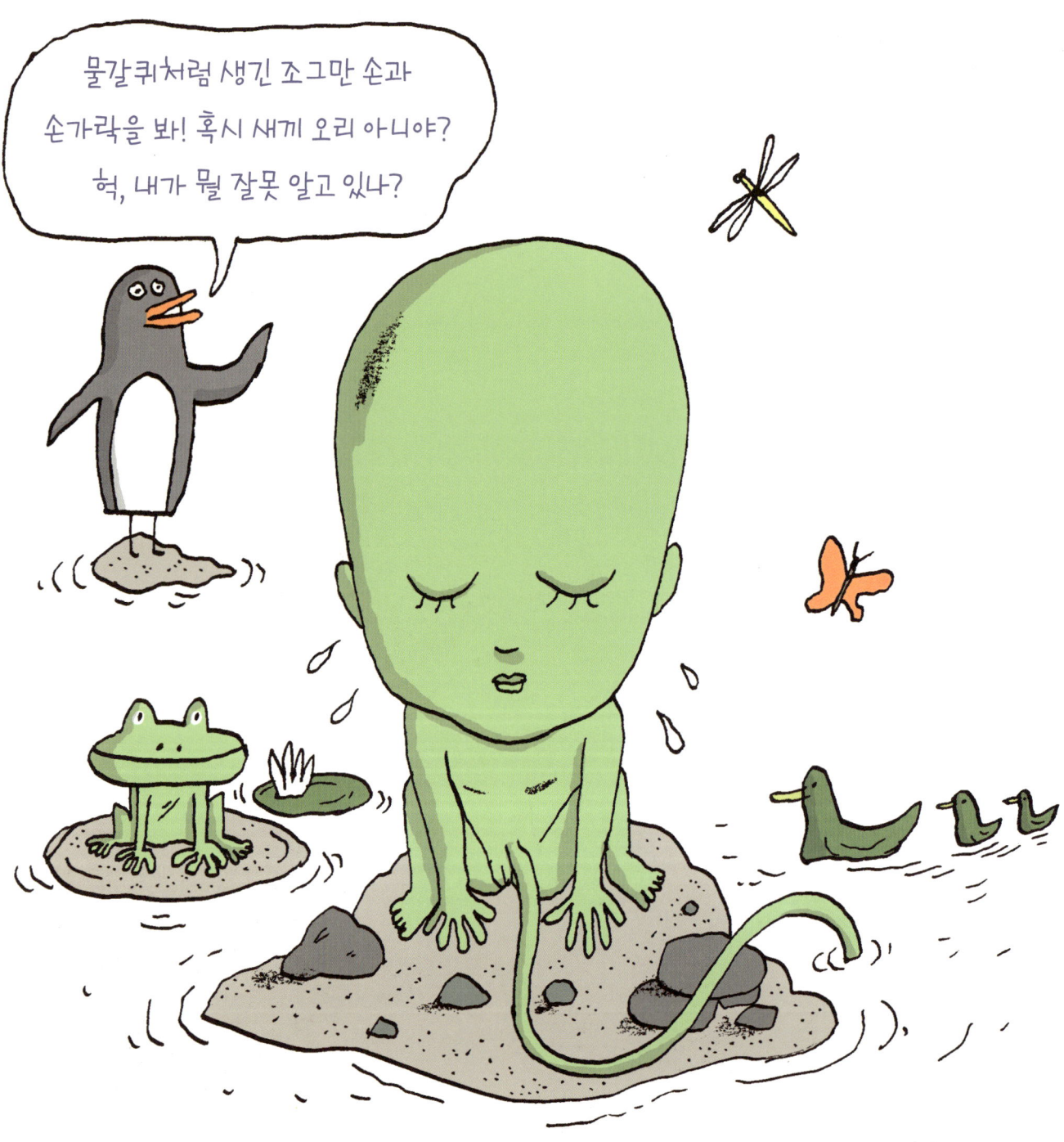

물갈퀴처럼 생긴 조그만 손과 손가락을 봐! 혹시 새끼 오리 아니야? 헉, 내가 뭘 잘못 알고 있나?

나는 이제 슬슬 움직이기 시작합니다. 아직 내 마음대로 움직이지 못하고, 엄마도 태동을 느끼지 못하지만요. 몸에서 살짝 튀어나와 있던 부분이 길어지면서 팔이 생기고 손이 자라요. 팔과 손은 상체에서 제일 빨리 자라는 부분이에요! 다리와 발도 함께 자라고 있지요.

그래요, 지금까지 내 머리통은 구멍과 혹으로만 이루어진
우스꽝스러운 모양이었어요. 미모를 뽐내기에는 좀 알맞지 않았지요.
어쨌든 지금은 거의 사람 모양이 되었어요. 코와 입과 턱이 만들어졌거든요.
눈과 귀도 점점 모양이 잡혀 가고 있어요.

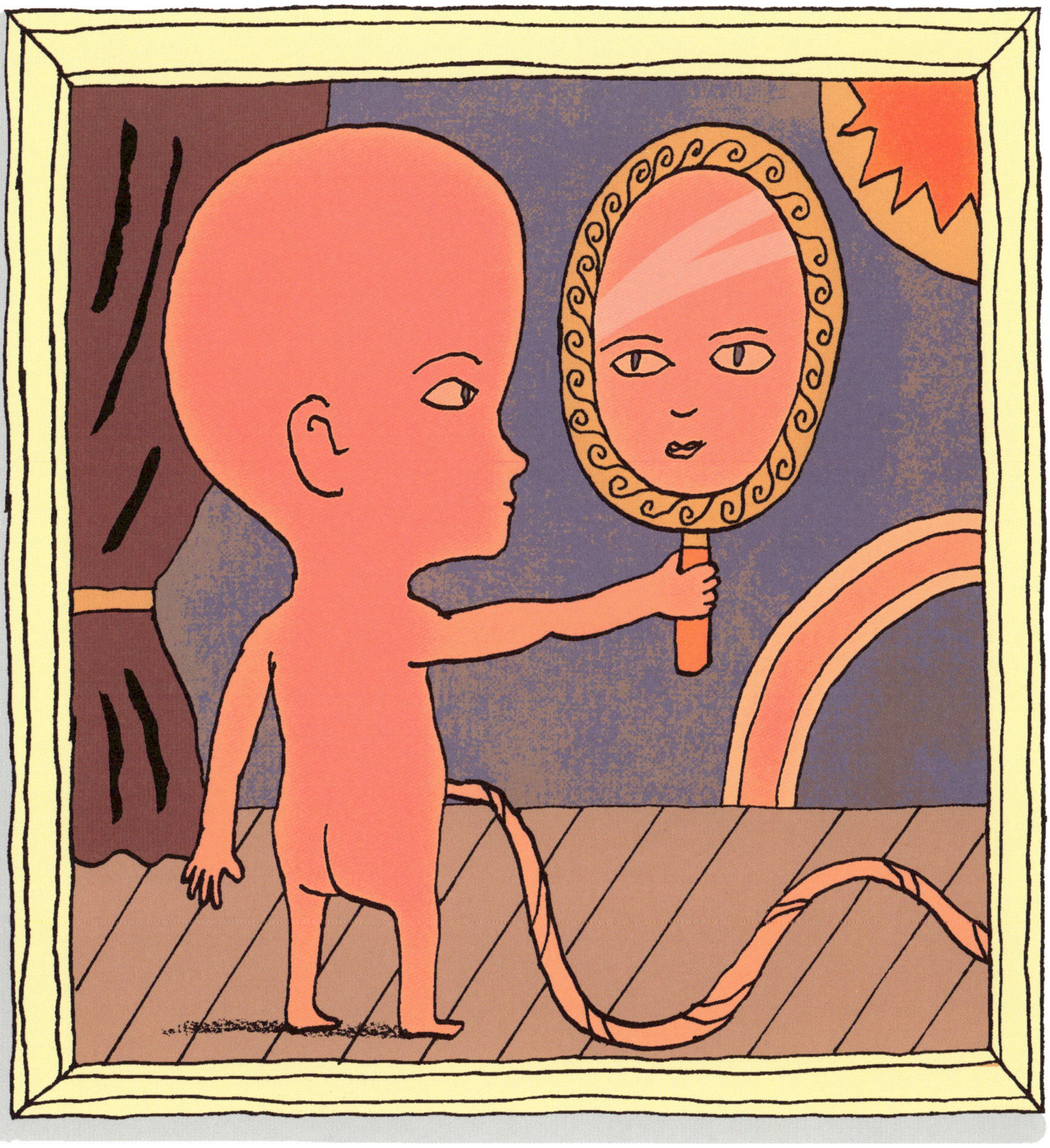

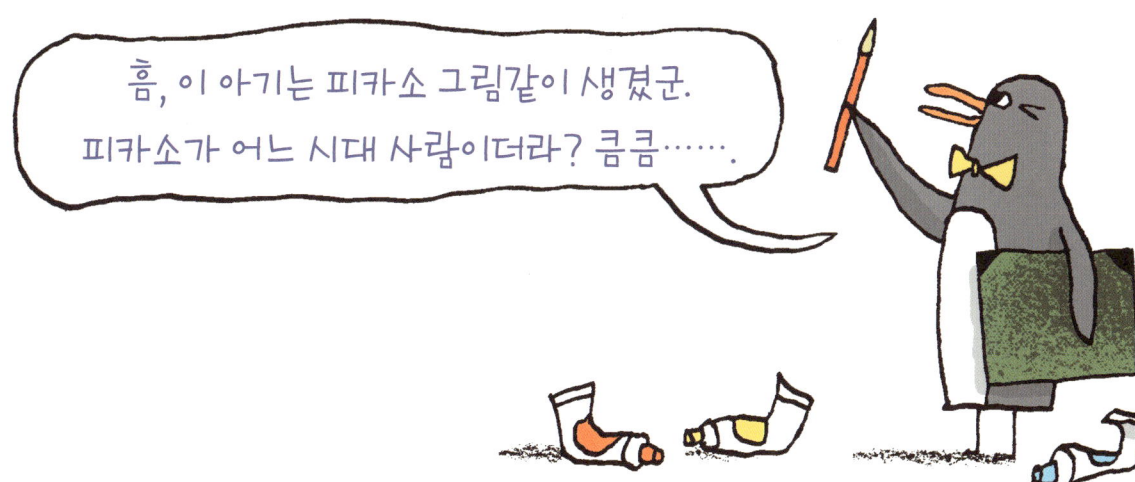

흠, 이 아기는 피카소 그림같이 생겼군.
피카소가 어느 시대 사람이더라? 큼큼······.

임신 4개월 13~16주

모든 것이 제자리를 잡았어요. 이제 나를 당당히 태아라고 불러 주세요!
부모님은 아직 내가 남자인지 여자인지 몰라요. 조금 더 기다려야 알 수 있을 거예요.

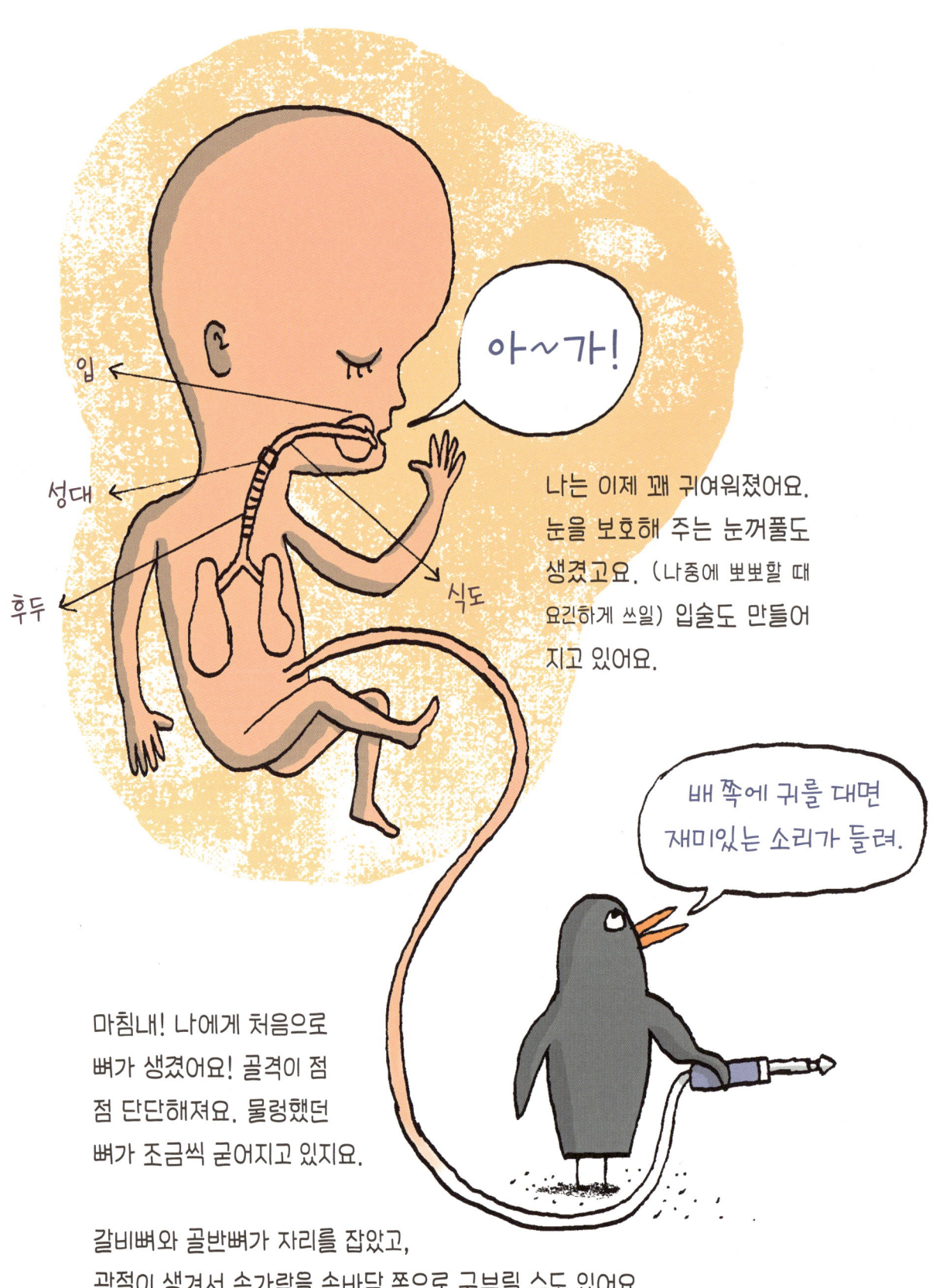

아~가!

나는 이제 꽤 귀여워졌어요. 눈을 보호해 주는 눈꺼풀도 생겼고요. (나중에 뽀뽀할 때 요긴하게 쓰일) 입술도 만들어지고 있어요.

배 쪽에 귀를 대면 재미있는 소리가 들려.

마침내! 나에게 처음으로 뼈가 생겼어요! 골격이 점점 단단해져요. 물렁했던 뼈가 조금씩 굳어지고 있지요.

갈비뼈와 골반뼈가 자리를 잡았고, 관절이 생겨서 손가락을 손바닥 쪽으로 구부릴 수도 있어요.

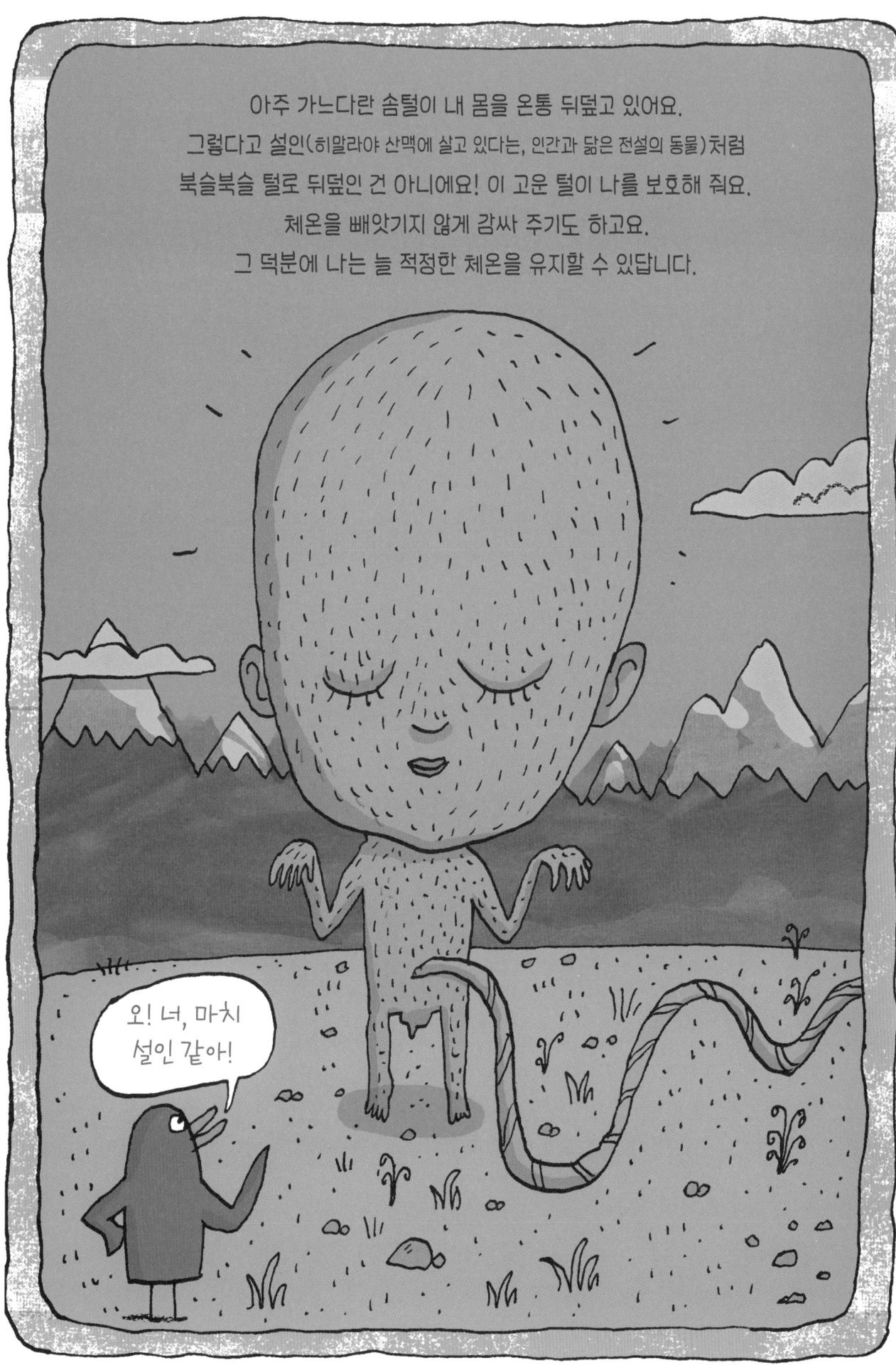

나는 지금 당장은 아무것도 볼 수 없고 들을 수도 없어요.
그래도 열심히 꿈틀거리면서 무럭무럭 자라고 있지요.
내가 제일 좋아하는 활동이 뭐냐고요? 깡충깡충 뛰는 거예요.
나는 아주 많이 움직여요. 이렇게 움직이는 것이 나의 신체 발달에 도움이 되거든요.
그러니까 운동을 열심히 해야 해요.

아직도 머리통이 너무 커서 (키의 절반을 차지하지요!)
몸을 지탱하려면 이런저런 도움이 필요해요.
지금 목덜미에 생겨나는 근육이 그 일을 맡아 줄 거예요.

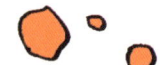 목 근육

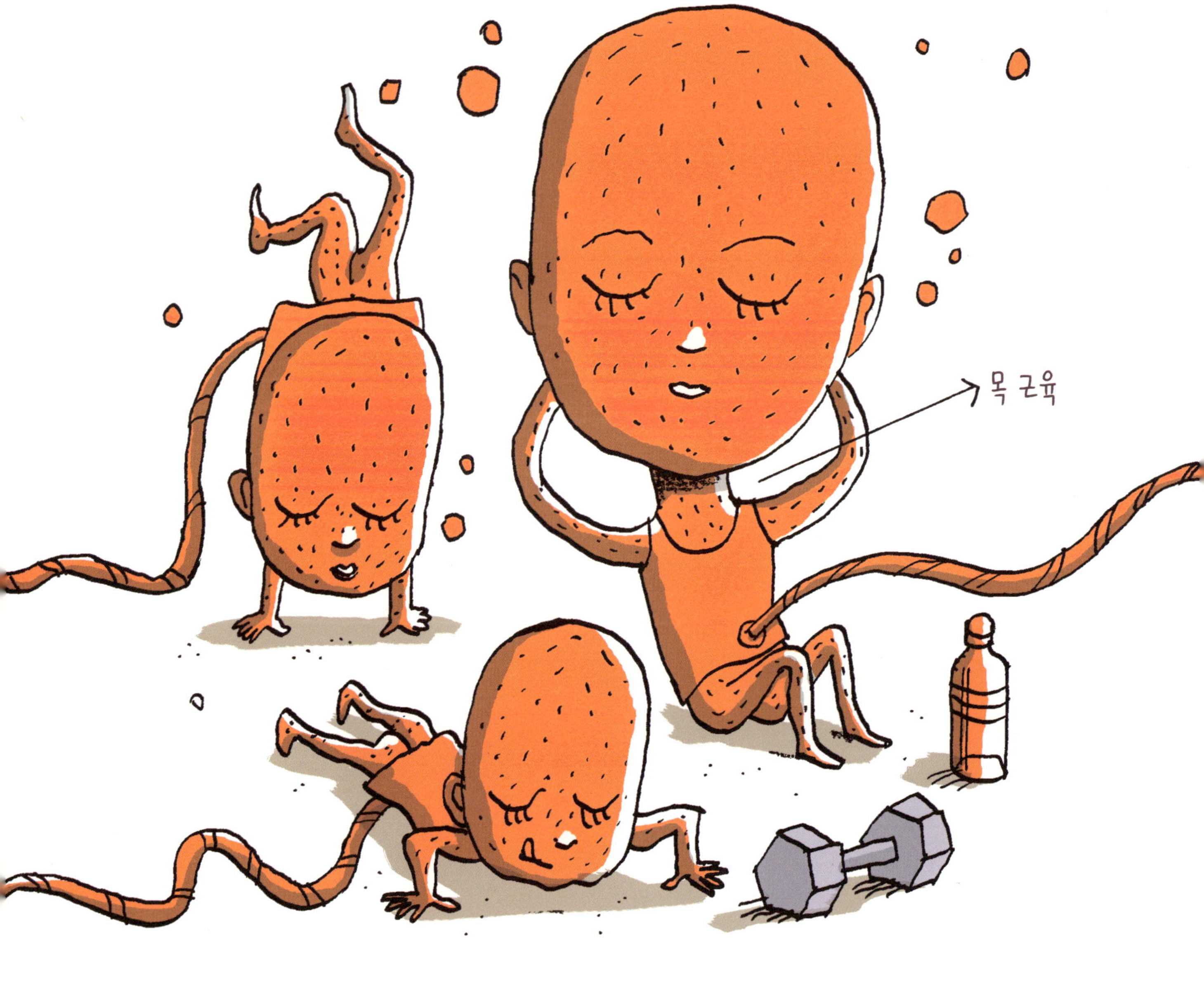

드디어 신경계가 작동합니다. 이제 아무것도 날 멈추게 할 수 없어요!
잠시 '쉬'를 할 때조차도요. 아, 내가 얘기 안 했나요? 신장도 자기 일을 하기 시작했어요.
신장은 소변을 만들지요. 참, 내가 양수를 아주 많이 마신다는 사실을 알고 있나요?
이젠 엄마가 먹은 음식물의 맛도 느낄 수 있답니다.

그러는 동안,
병원에서는……

부모님은 곧 나를 만날 수 있을 거예요. 아, 물론 실제로 만나는 건 아니에요! 초음파라는 기계로 내 몸 안에서 어떤 일이 일어나는지 외부에서도 살펴볼 수 있어요. 그러니까 의사 선생님은 언제든지 내가 잘 지내는지 확인할 수 있답니다. 다들 나의 심장 소리를 듣고, 내가 움직이는 모습을 컴퓨터 화면으로 보면서 무척 기뻐하네요.

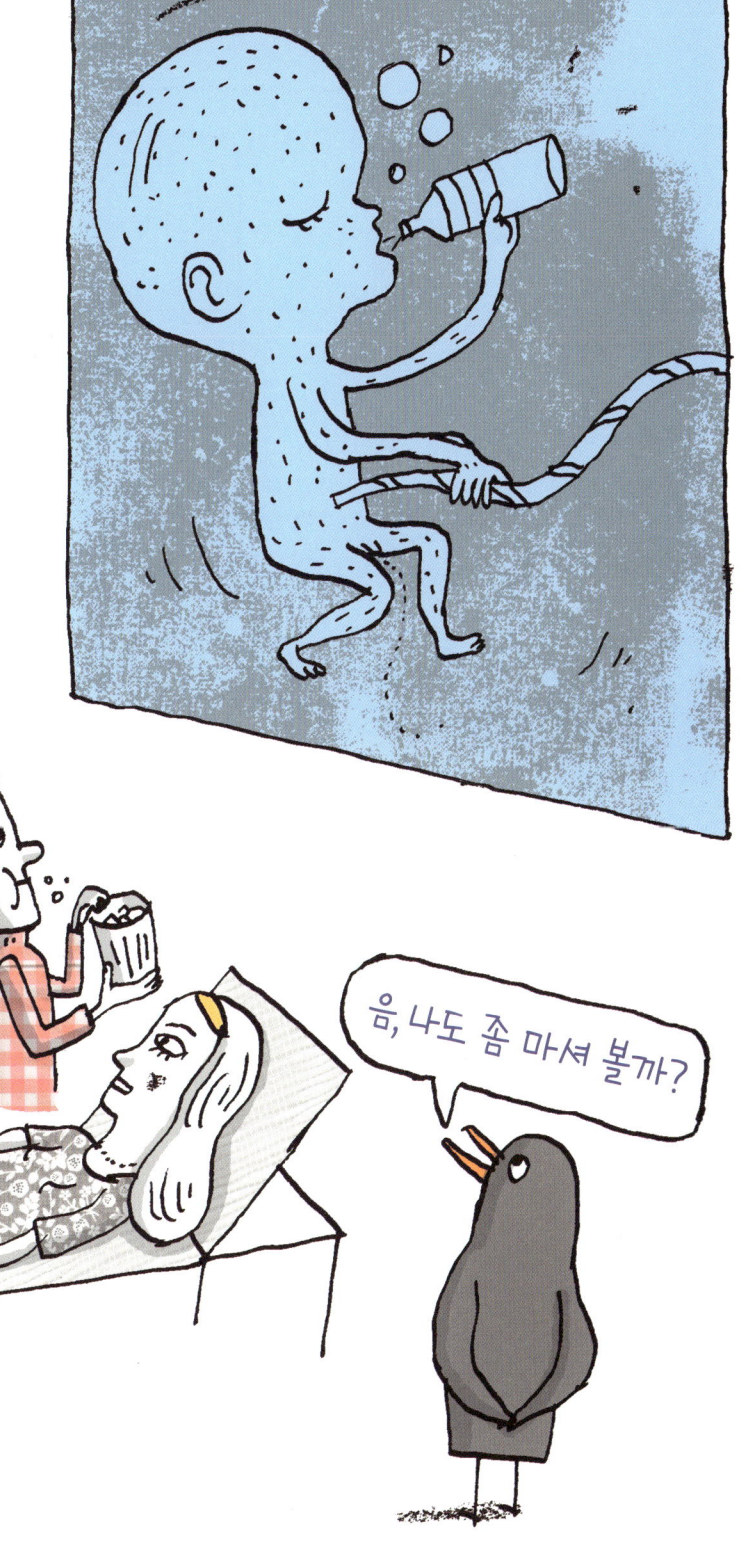

음, 나도 좀 마셔 볼까?

임신 5개월 17~20주

임신 5개월이면 새롭게 할 수 있는 일이 많아져요!
주먹을 쥘 수도 있고, 하품을 할 수도 있고, 침을 삼키거나 입술을 움직일 수도 있어요!
그 정도는 식은 죽 먹기죠! 나는 이제 모든 감각이 발달합니다. 심지어 소리도 들을 수 있어요.

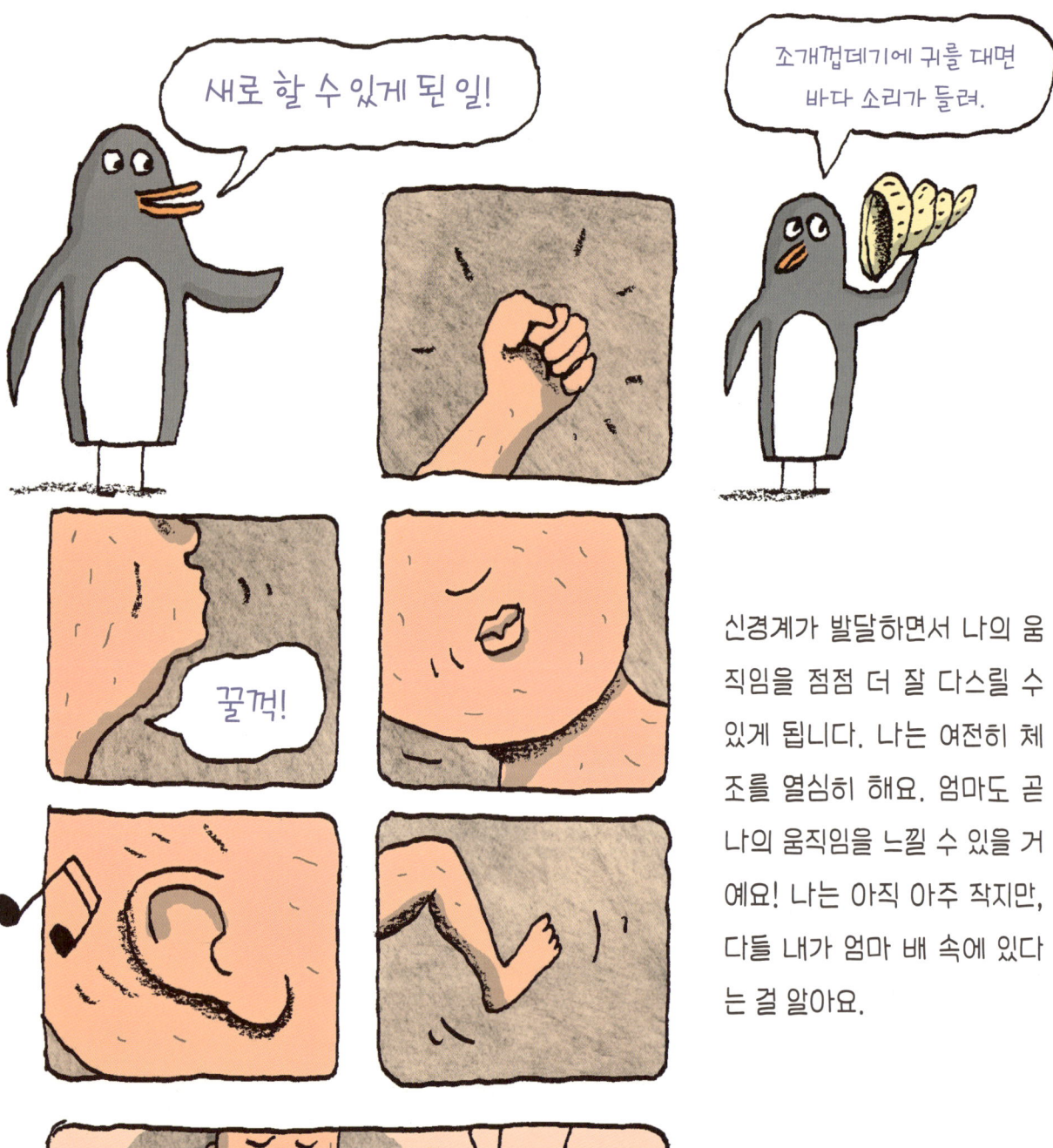

신경계가 발달하면서 나의 움직임을 점점 더 잘 다스릴 수 있게 됩니다. 나는 여전히 체조를 열심히 해요. 엄마도 곧 나의 움직임을 느낄 수 있을 거예요! 나는 아직 아주 작지만, 다들 내가 엄마 배 속에 있다는 걸 알아요.

촉각 수용체(피부에 있는 감각 센서)가 있기 때문에 엄마가 배를 부드럽게 어루만지면 나도 생생히 느낄 수 있어요.

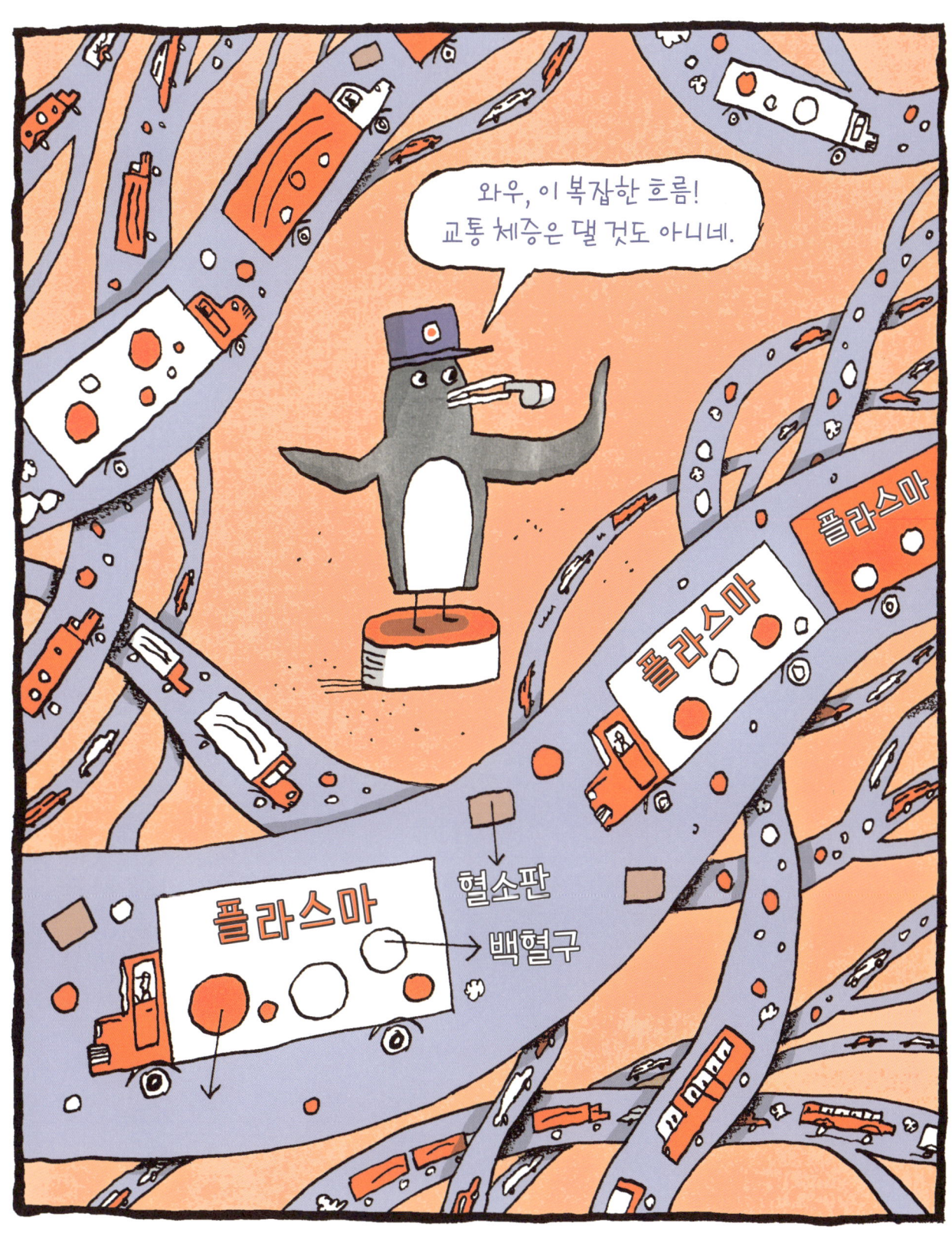

나는 더 이상 조그만 새우처럼 생기지 않았어요. 아직도 좀 벌겋긴 하지만요.
피부가 워낙 얇고 투명해서 혈관이 다 비쳐 보이거든요.
혈액이 혈관을 타고 이리저리 돌아다닌답니다!

속눈썹과 털, 그리고 머리칼이 생겼어요.
손가락도 빨기 시작하고요. 입 옆으로 손가락을
가져간 뒤, 냉큼 입에 물고 빨곤 하지요.

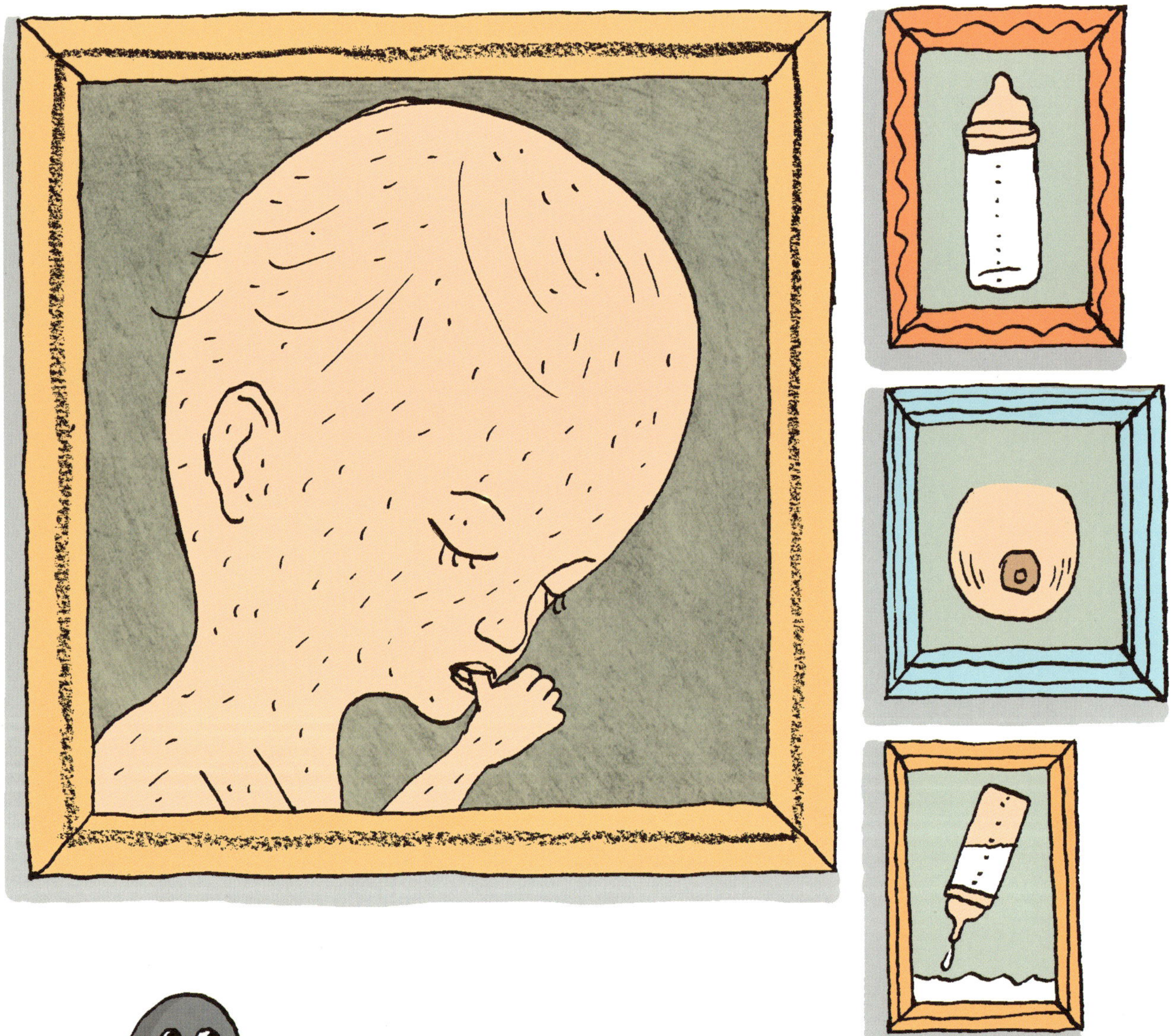

빨기는 아주 유용한 반사 운동이에요.
이렇게 엄마 배 속에서부터 손가락을
빨기 때문에 나중에 엄마 젖이나 우유
병을 잘 빨 수 있는 거랍니다.

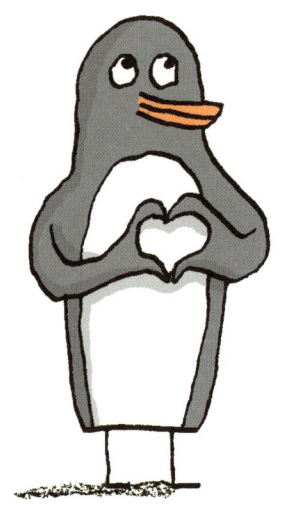
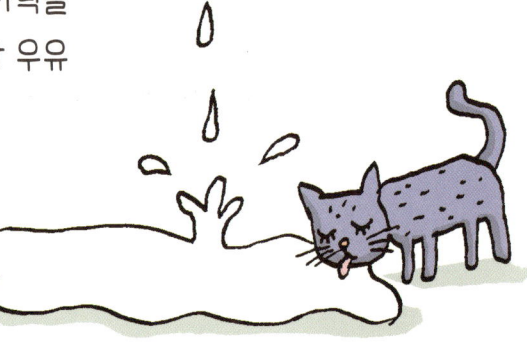

좀 더 자세히 들여다보면, 내 손가락에 무늬가 있다는 것을 알 수 있습니다. 이 무늬가 바로 지문이에요. 이 세상에 나는 단 한 명밖에 없는 것처럼, 내 지문도 똑같은 것이 존재하지 않아요. 꼬불꼬불한 이 무늬는 곧 나의 서명인 셈이지요.

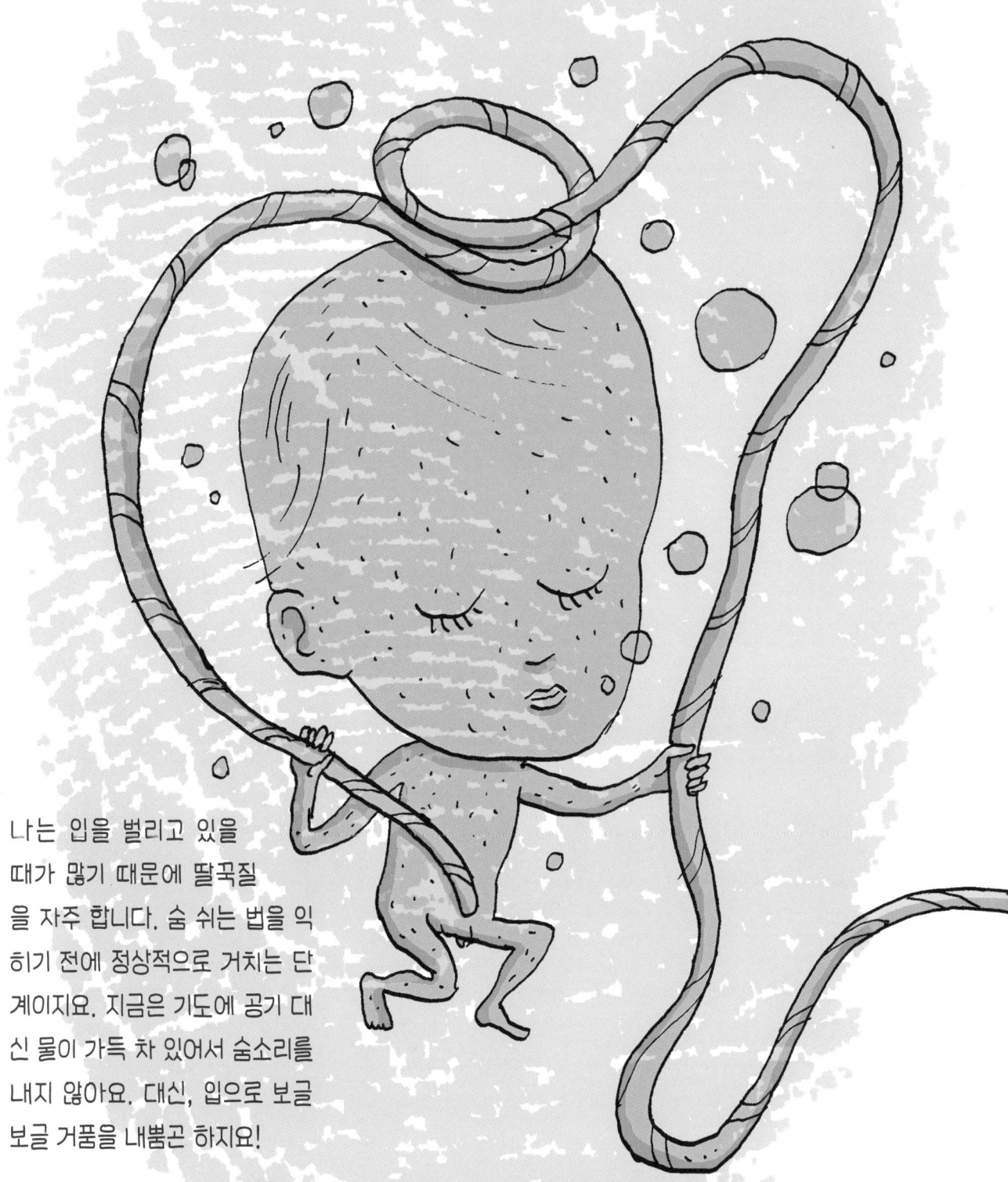

나는 입을 벌리고 있을 때가 많기 때문에 딸꾹질을 자주 합니다. 숨 쉬는 법을 익히기 전에 정상적으로 거치는 단계이지요. 지금은 기도에 공기 대신 물이 가득 차 있어서 숨소리를 내지 않아요. 대신, 입으로 보글보글 거품을 내뿜곤 하지요!

참, 내가 첫 장난감을 발견했다는 사실을 아나요? 엄마는 날 위해 모든 것을 마련해 놓았어요. 탯줄은 아주 근사한 놀이 친구예요. 지금은 관절을 쓸 수 있기 때문에 탯줄을 붙잡거나 잡아당기면서 논답니다.

임신 6개월 21~24주

이제 나는 스스로 움직일 수 있어요. 훈련 프로그램을 완수했다고나 할까요? 구부리기, 돌기, 펴기…… 등 스트레칭을 아주 잘해요. 그 밖에도 몸을 긁는 등 여러 가지 활동을 하지요!

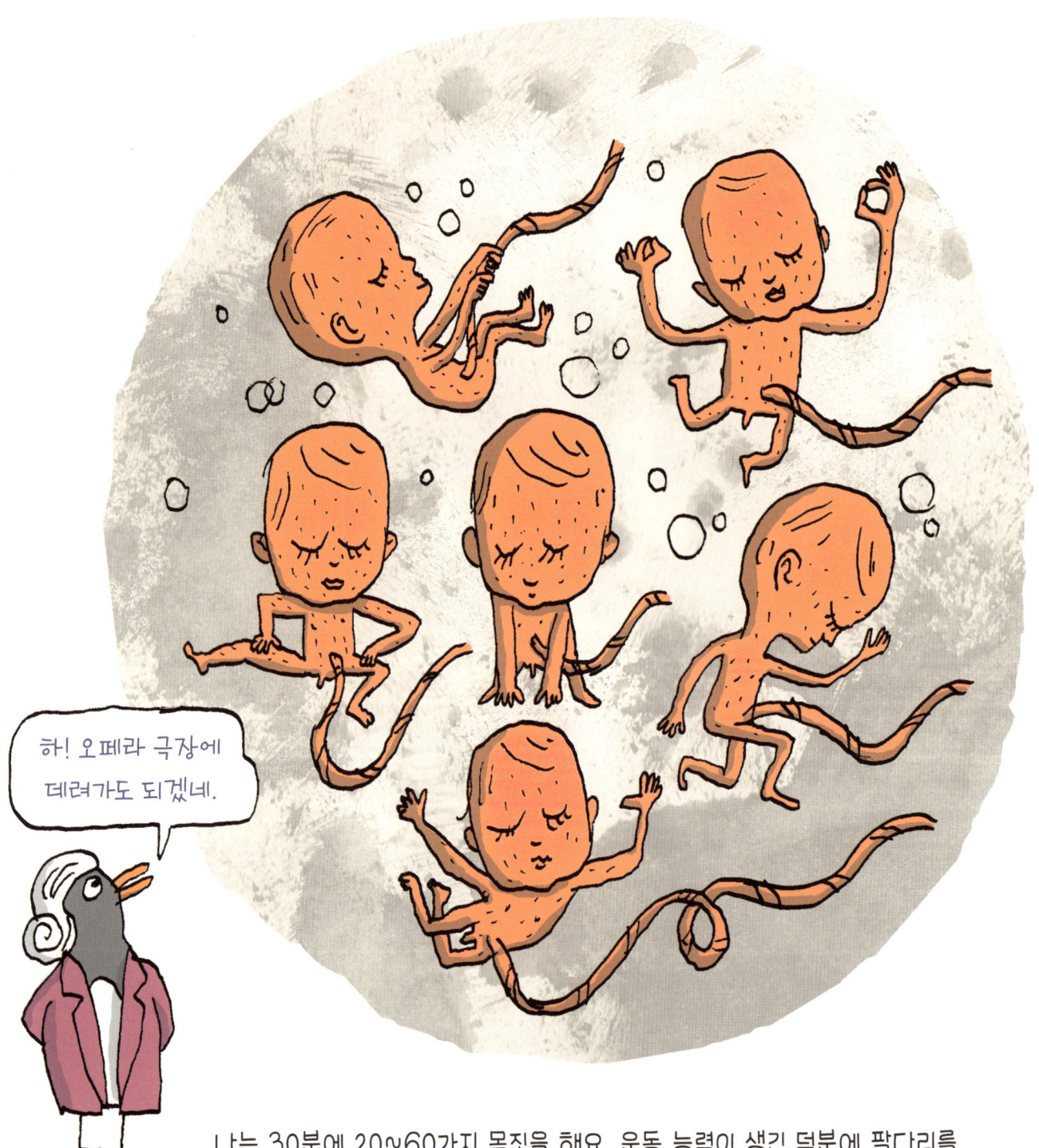

하! 오페라 극장에 데려가도 되겠네.

나는 30분에 20~60가지 몸짓을 해요. 운동 능력이 생긴 덕분에 팔다리를 마음대로 구부렸다 폈다 할 수 있거든요. 마음대로 자세를 바꾸거나, 손으로 발을 잡을 수도 있어요. 뇌의 발달도 한창 바쁘게 이루어지고 있답니다. 이미 서로 연결될 준비를 마친 신경 세포가 수백억 개나 있어요.

새로운 기능들이 차츰차츰 자리를 잡습니다. 마침내 나를 보호하는 면역계도 갖추었어요.

당분간은
태반 호텔에서
수면 중!
방해하지
마세요.

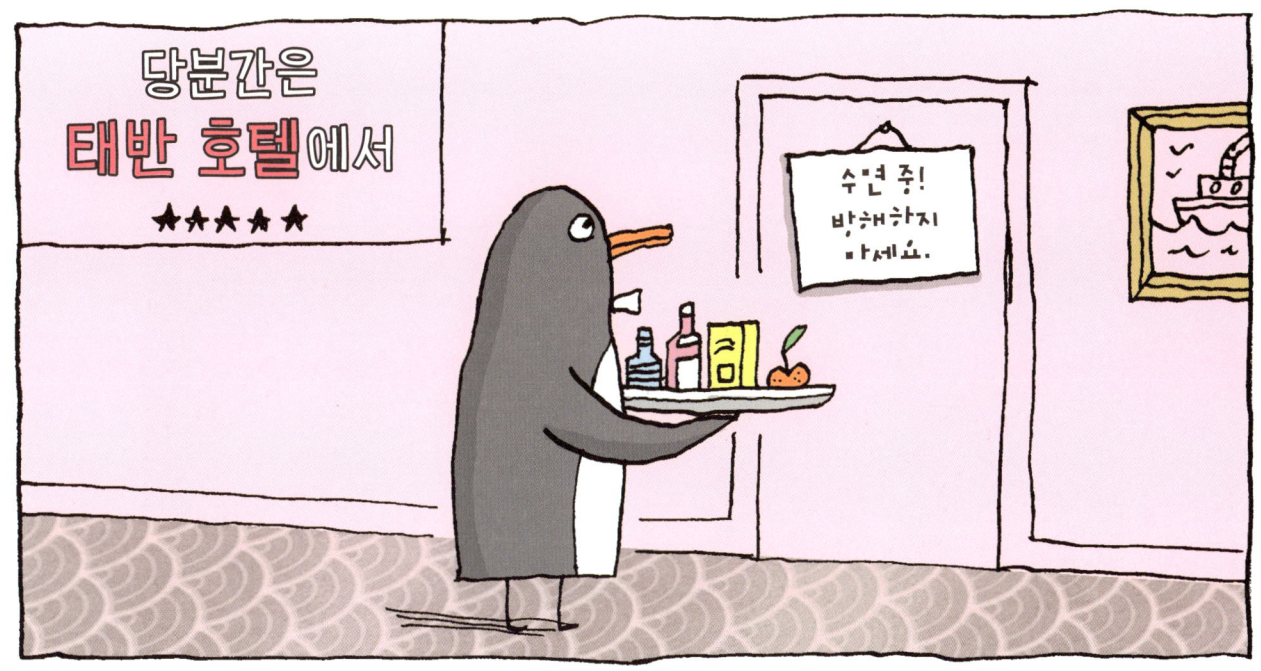

그렇다 보니 에너지가 많이 필요해서 매일 16시간에서 20시간 정도는
잠을 자야 해요. 지금까지 급속도로 진행되었던 발달이 다소 느려진답니다.

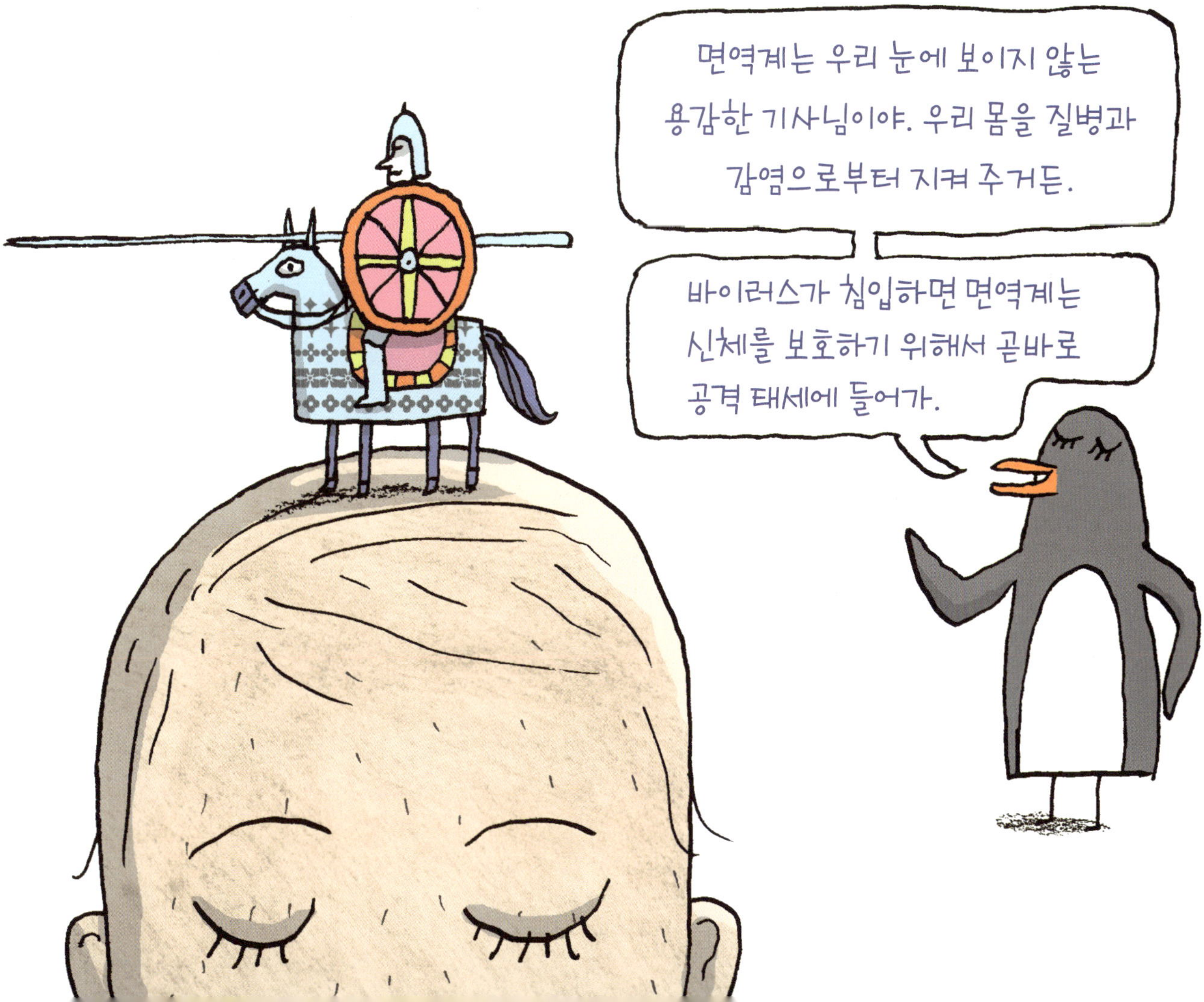

면역계는 우리 눈에 보이지 않는 용감한 기사님이야. 우리 몸을 질병과 감염으로부터 지켜 주거든.
바이러스가 침입하면 면역계는 신체를 보호하기 위해서 곧바로 공격 태세에 들어가.

임신 7개월 25~28주

나는 쉴 새 없이 움직이다가 엄마의 자궁벽에 세게 몸을 부딪히기도 해요.
내가 제일 좋아하는 시간은 저녁에 엄마가 가만히 휴식을 취할 때예요.
엄마가 다정하게 배를 쓰다듬을 때 반응을 보여 줄 수 있는 절호의 기회니까요.

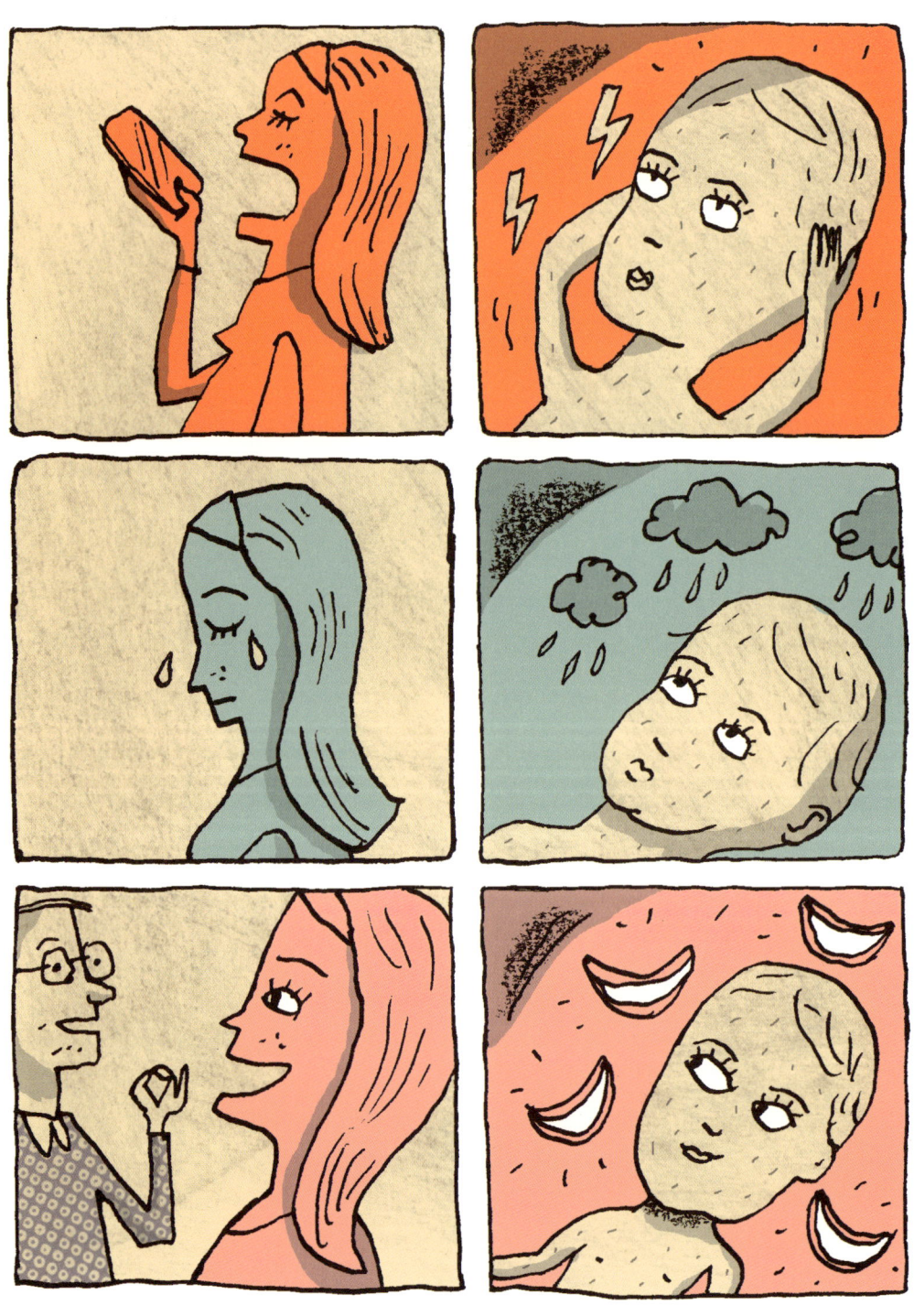

나는 엄마의 감정 상태에 민감하고, 엄마가 받는 자극에 예민하게 반응해요.
엄마의 심장 박동 소리, 숨소리, 목소리를 늘 듣고 지내지요. 그래서 엄마가
흥분하면 나도 덩달아 불안해져요. 엄마가 기뻐하거나 슬퍼하거나
화내는 것을 그 누구보다 먼저 느끼거든요.

이제 눈을 뜰 수 있어요! 감을 수도 있고요! 아직 윙크는 못 하지만
내 눈을 쓰는 연습을 하지요. 비록 지금은 딱히 보이는 것이 없지만요.
그래도 나는 빛을 감지하고 밤낮을 구별할 수 있어요.
눈물이 흐르는 관도 이 시기에 생겨난답니다.
이제 엉엉 울 수도 있다고요!

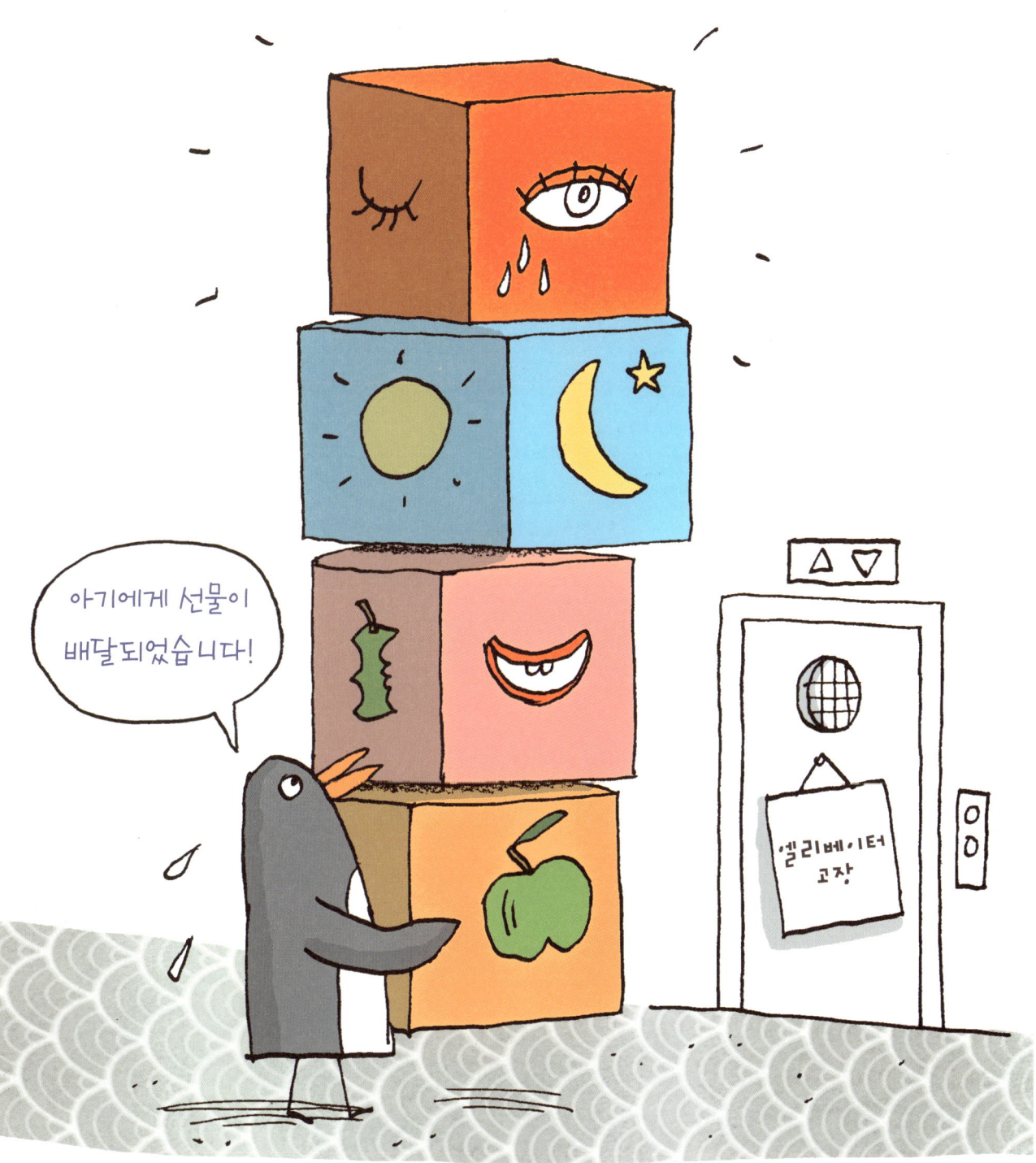

나는 태어난 뒤에 한동안 사과를 와작와작 깨물어 먹지는 못할 거예요.
하지만 잇몸 안쪽에는 장차 자라날 치아의 싹이 자리를 잡고 있답니다.
나중에는 아주 근사한 치아를 가지게 되겠지요!

이제 초음파로 나의 성기를 뚜렷하게 볼 수 있어요!

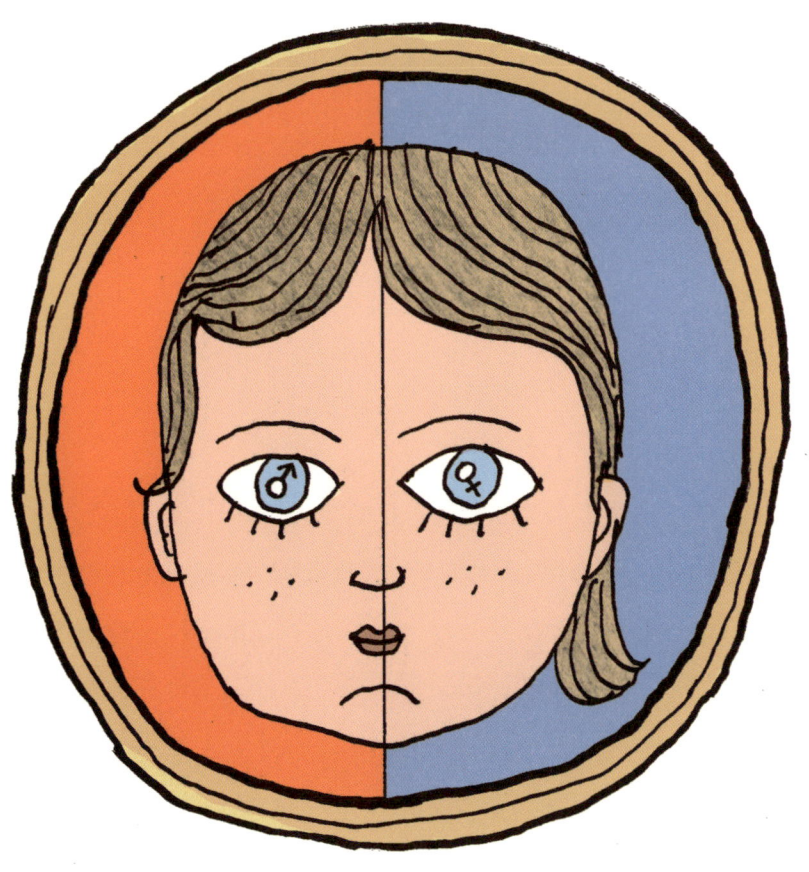

엄마가 나에게 주는 칼슘 덕분에 내 뼈가 단단해지면서 관절이 발달해요.
손바닥에 손금이 생기고, 손끝에 손톱도 자라기 시작하지요.

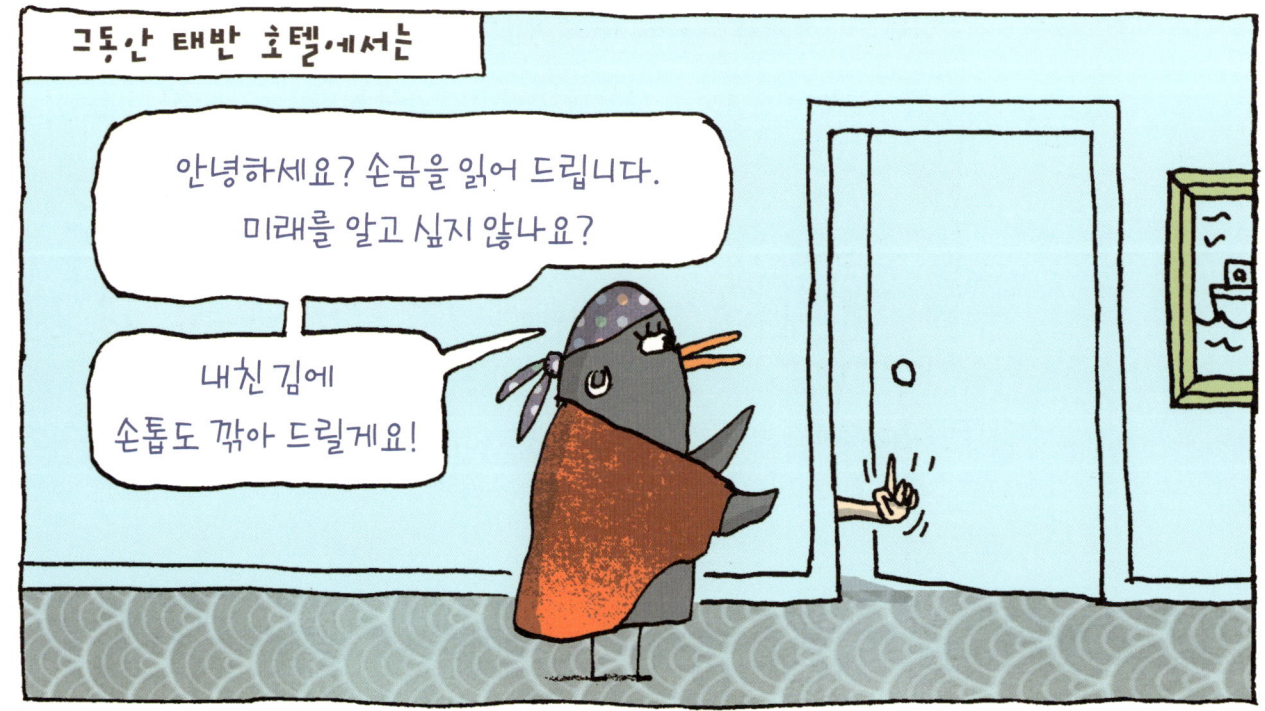

그동안 태반 호텔에서는

안녕하세요? 손금을 읽어 드립니다.
미래를 알고 싶지 않나요?

내친 김에
손톱도 깎아 드릴게요!

지금까지도 쑥쑥 잘 커 왔지만, 이제 몸무게가 급속도로 불어날 거예요. 밖에 나가서도 무럭무럭 자랄 준비를 하는 거예요. 지금은 엄마의 자궁 속에서 아주 편안한 시간을 보내고 있어요. 이 안에서 헤엄도 치고, 빙글빙글 돌기도 해요.

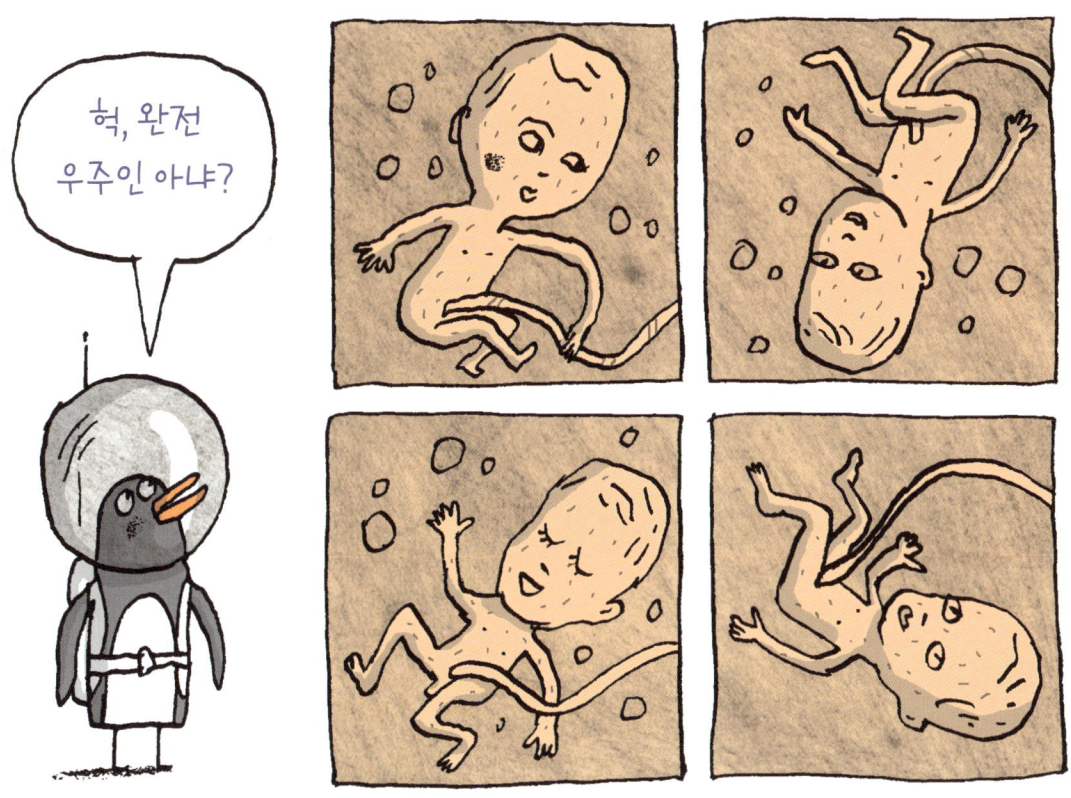

참, 고백할 게 있어요. 사실 나는 이 단계에서 태어날 수도 있어요. 이렇게 빨리 나가면 '이른둥이(미숙아)'가 될 거예요. 인큐베이터에 들어가 집중적인 보살핌을 받아야 하지요. 아직은 내 힘으로 숨을 쉬거나 젖을 빨아 먹을 수 없을 테니까요! 그러니까 엄마 배 속에서 좀 더 기다렸다가 제때 나가는 편이 좋겠지요.

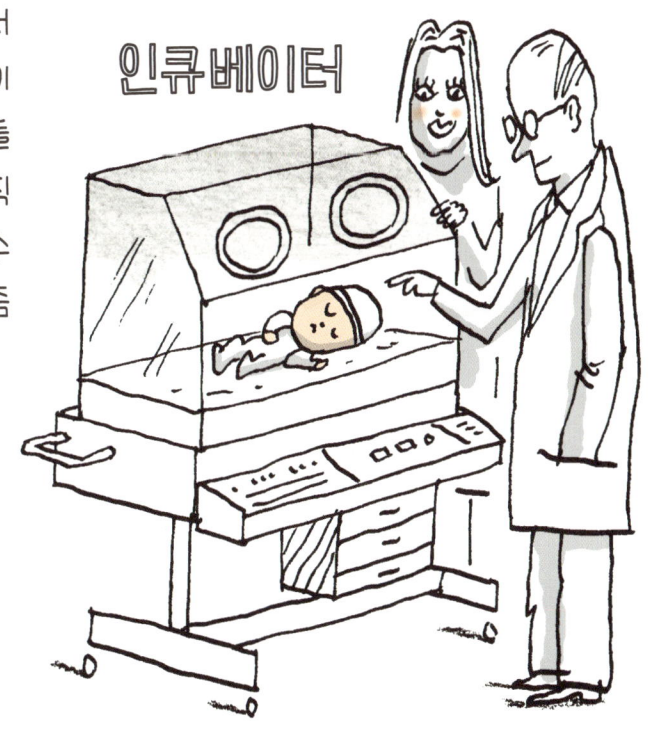

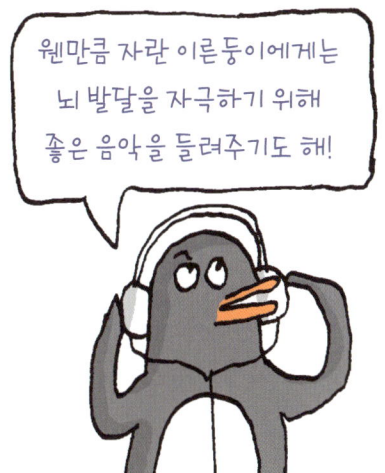

임신 8개월 29~32주

엄마의 자궁은 아늑한 동굴 같아요. 여기가 워낙 편해서 당분간 좀 더 지낼 생각이에요.
게다가 이제 감각이 예민하게 발달해서 바깥세상에 대해서도 좀 알게 되었어요.

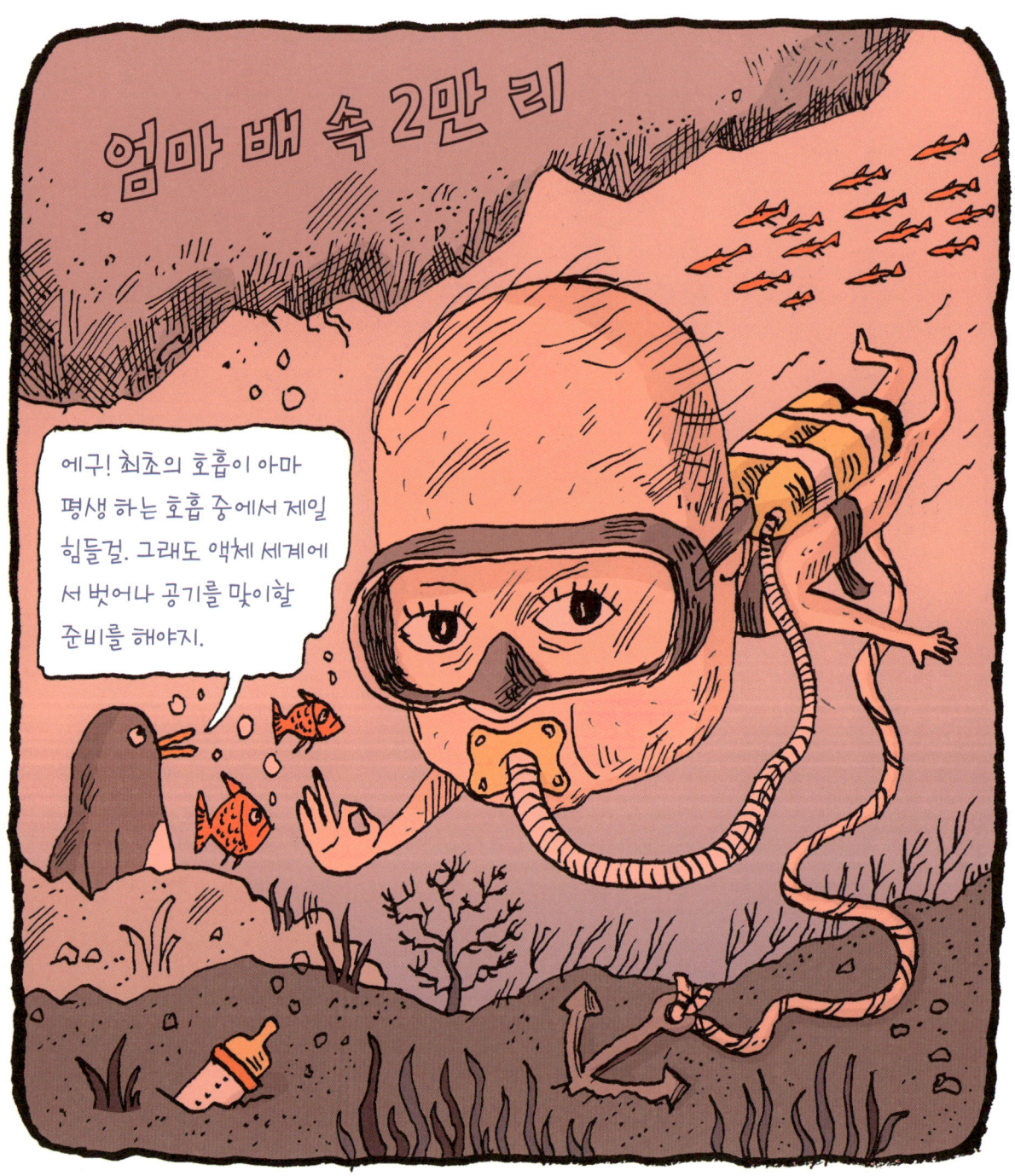

나의 호흡기는 아직 좀 더 발달해야 해요. 엄마의 자궁 안에서는
스스로 숨을 쉴 수가 없거든요. 그래서 나에게 필요한 산소를 태반에서 공급받아요.
어쨌든 내 힘으로 맨 처음 숨을 쉴 그날을 위한 준비가 착착 진행 중이랍니다.

이제 성장이 좀 느려졌지만 몸이 포동포동해졌어요.
몸속에 지방을 약간 비축해 두어야만 세상으로 나갔을 때 체온을 조절할 수 있거든요.
하지만 그건 지금 당장의 일이 아니에요!
세상에 갓 태어났을 때는 추위와 더위에 무척 민감하다고 해요.
주위 온도에 적응하려면 아주 많은 에너지가 필요하답니다.

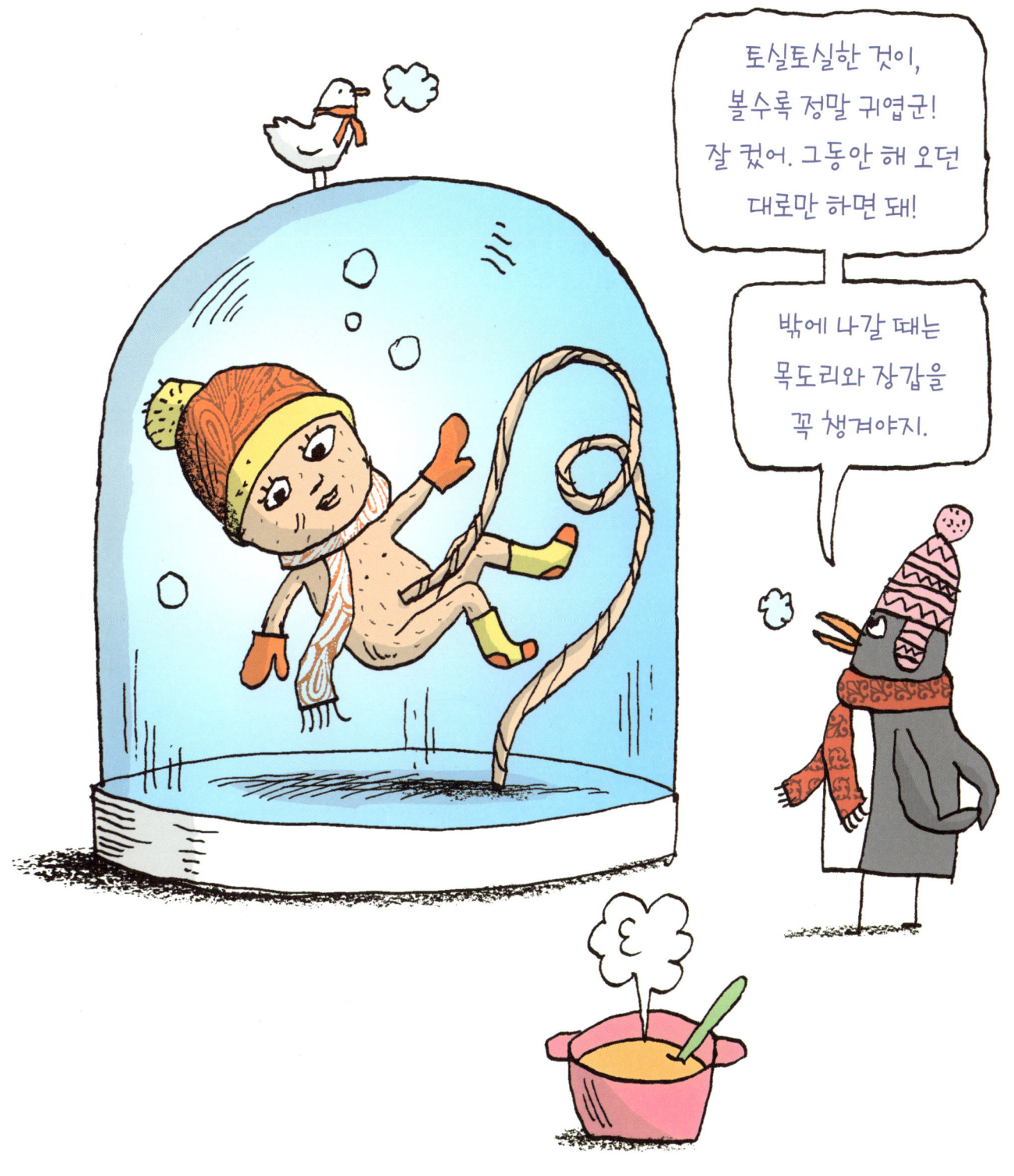

대단하지요! 나는 벌써 맛과 냄새를 기억하기 시작해요. 탯줄로 연결된 엄마와 나는 같은 음식을 먹어요. 엄마가 여러 가지 음식을 즐길수록 내가 아는 맛도 다양해진답니다. 새로운 맛에 대한 호기심도 풍부해지지요. 이건 과학자들이 이미 입증한 사실이에요.

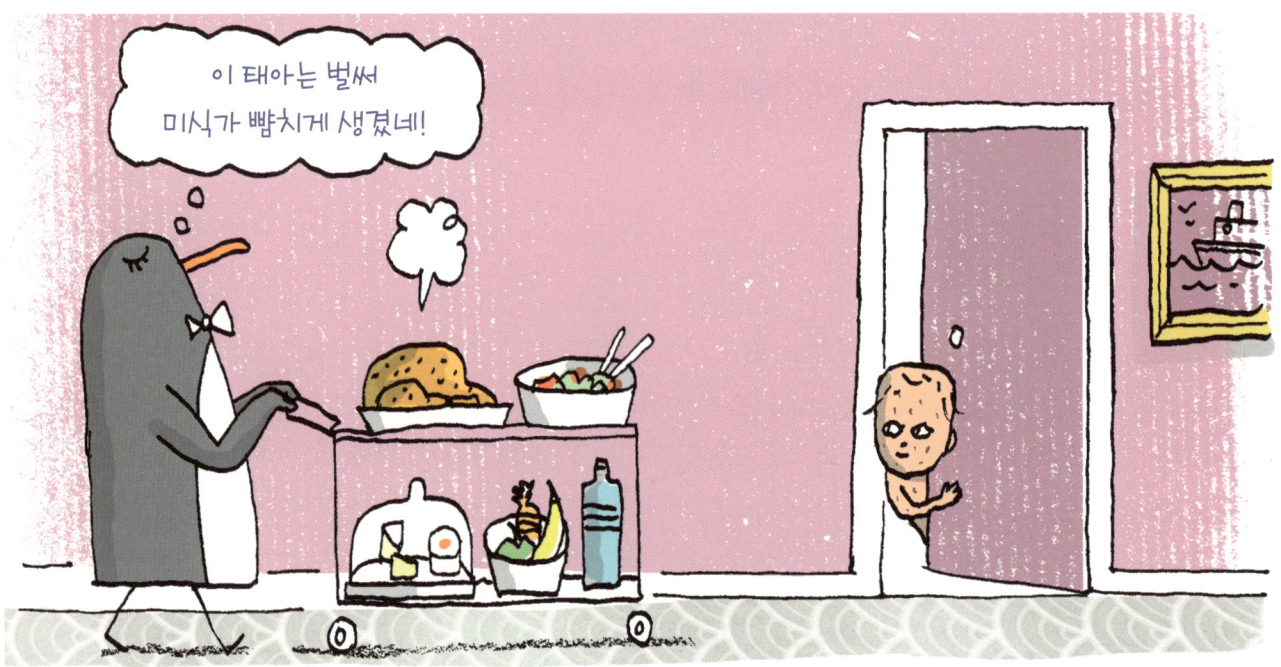

이제 나에게 친숙한 목소리를 알아들어요. 나를 둘러싼 소리에 점점 익숙해지는 데다 청각과 기억력이 발달하거든요. 만약 엄마 배 속에서 모차르트의 <교향곡 40번>이나 방탄소년단의 <작은 것들을 위한 시>를 자주 듣는다면, 태어나자마자 그 음악을 알아차릴 수 있어요. 정말 똘똘하지 않아요?

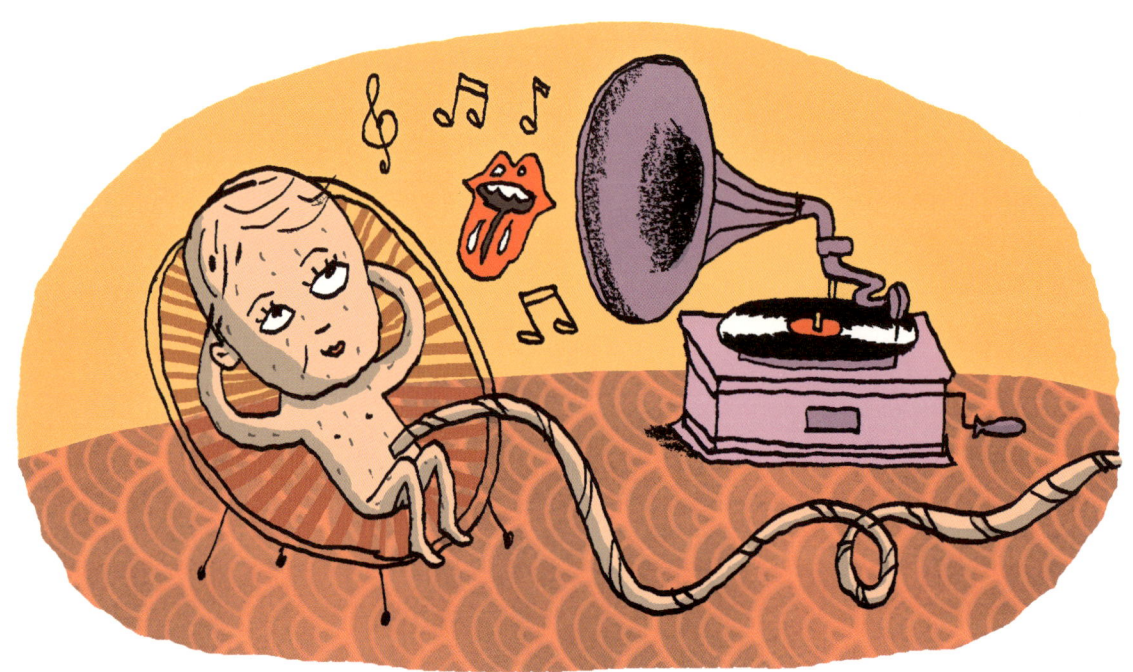

나는 대부분의 시간을 잠자면서 보내요!
연구자들은 내가 엄마 배 속에서부터 꿈을 꾸기 시작한다고 생각해요.

엄마 배 속에서 따뜻하게 지내는 이 시간이 나의 기운을 모아 주고,
또 빨고 삼키는 반사 운동을 잘할 수 있게 해 주어요. 세상에 태어나자마자
내 힘으로 해야 할 일이기 때문에, 그 중요성은 아무리 강조해도 지나치지 않지요.

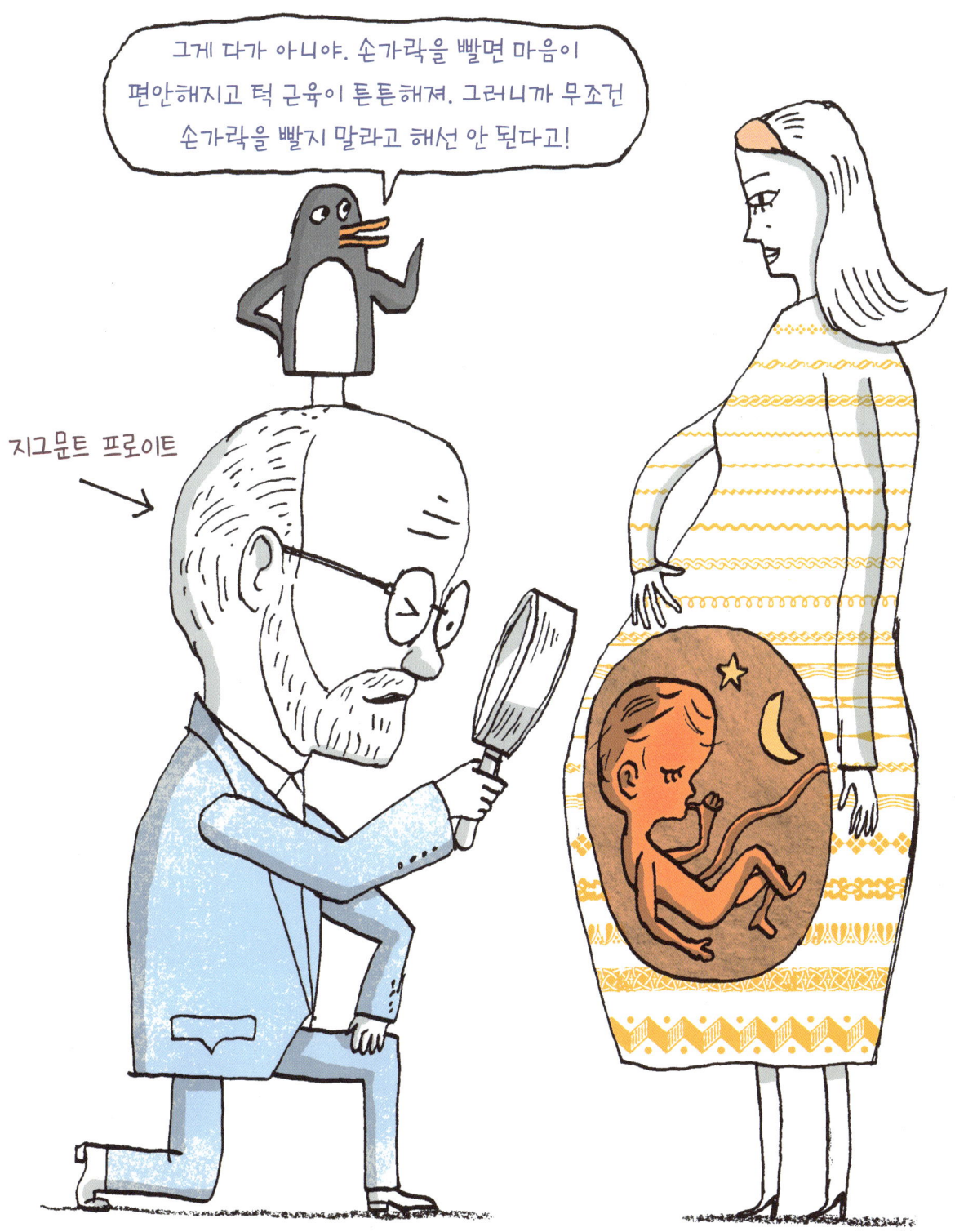

임신 9개월 33~36주

**곧 상황이 급변할 거예요!
남쪽으로 이동할 시간이 다가오고 있어요.
머리를 아래쪽으로!**

나는 지금 엄마의 배 속 공간을 꽉 채우고 있어요.
그래도 밖으로 나갈 준비는 해야겠지요! 머리를 아래로 향하게 하고,
무릎을 접고, 턱을 가슴에 붙이고, 팔다리를 엇갈리게 구부립니다.
꼭 요가라도 하는 것 같지요?

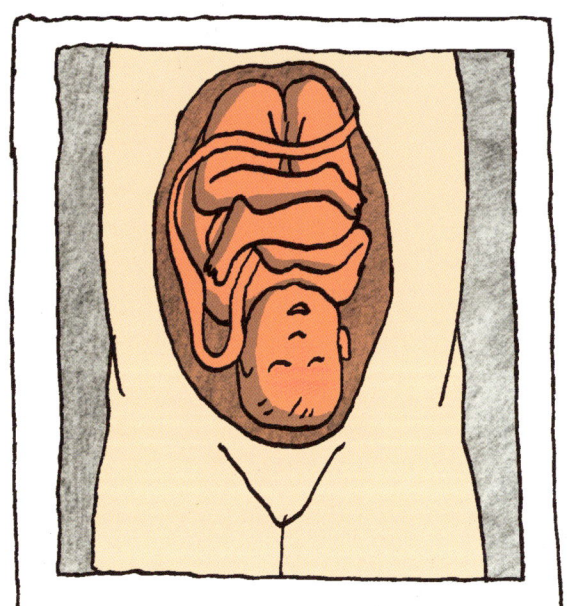
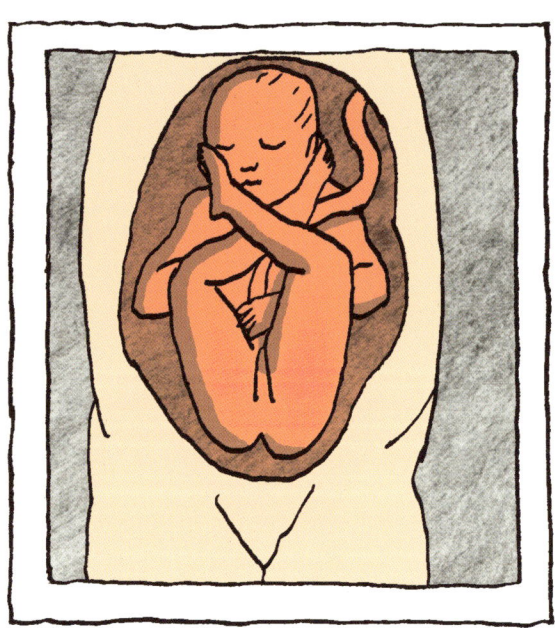

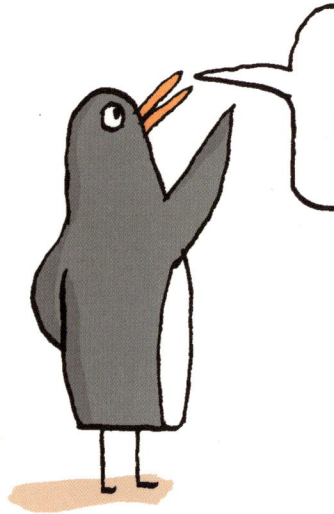

그렇지! 이 자세가 분만하기에 가장 좋아.

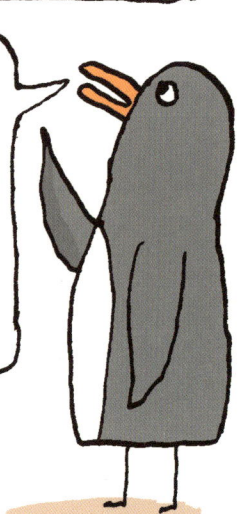

어떤 아기는 스스로 자세를 이렇게 바꾸지 못하기도 해. 그래서 다리가 아래쪽에 있게 되면, 출산할 때 어려움을 겪을 수 있어.

이제 나의 임무는 할 수 있는 데까지 쑥쑥 자라는 거예요.
온몸을 뒤덮었던 솜털이 양수로 씻겨 나가서 얼굴이 제법 매끈해졌어요.

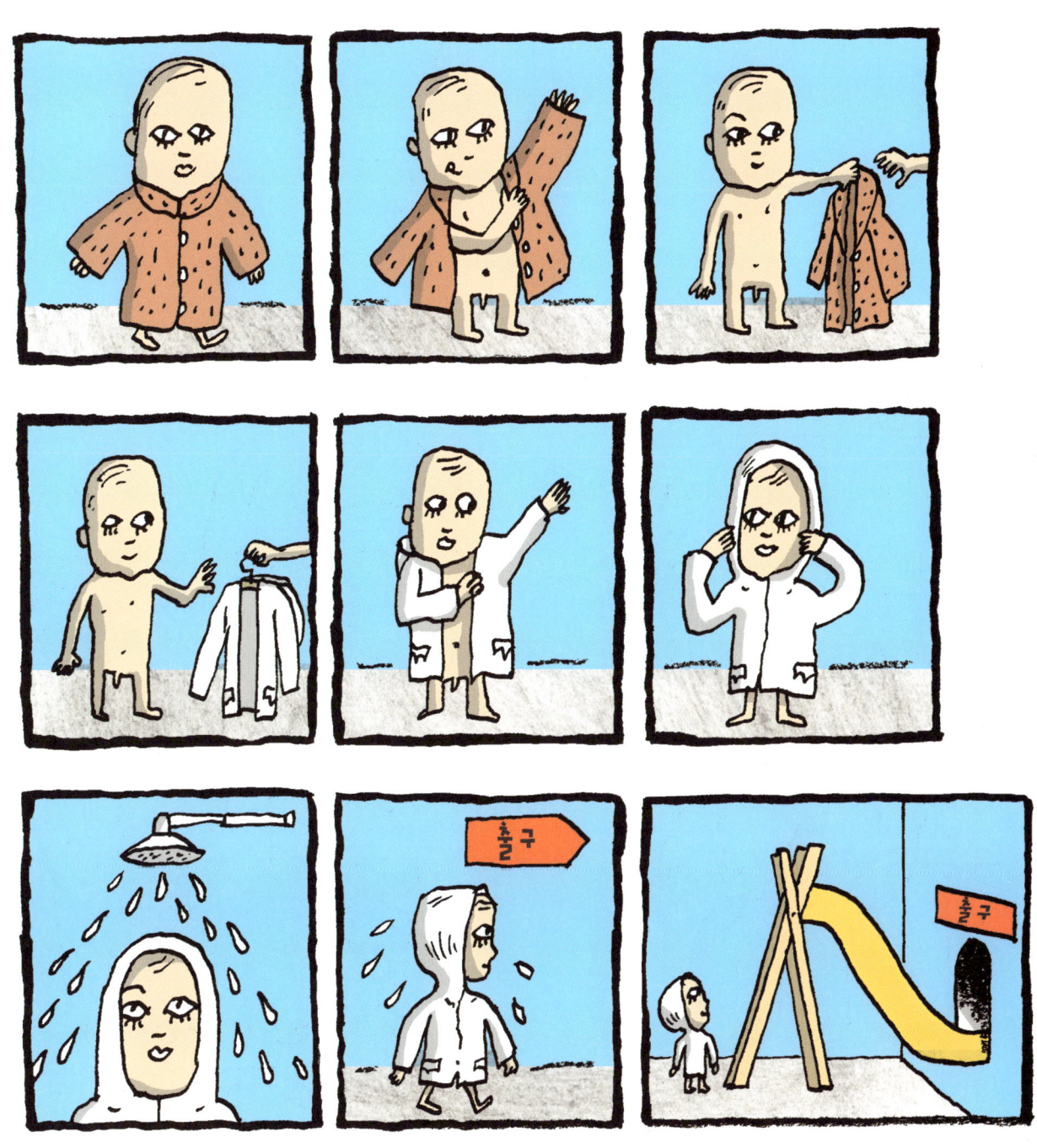

게다가 피부도 전만큼 빨갛지 않아요. 조금 불그스름한 정도지요.
'태지'라는 희끄무레하고 끈적한 물질이 내 피부를 감싸고 있는데요.
내가 산도(아기를 낳을 때 태아가 지나가는 길)를 통과할 때
이 미끄러운 물질이 도움을 준답니다!

이제 내 손가락 끝에 손톱이 다 났어요. 속눈썹도 예쁘게 자랐고요. 머리카락은 태어나 봐야 알아요! 나는 빡빡머리로 태어날까요? 아니면 말 갈기처럼 탐스러운 머리카락을 가지고 태어날까요?

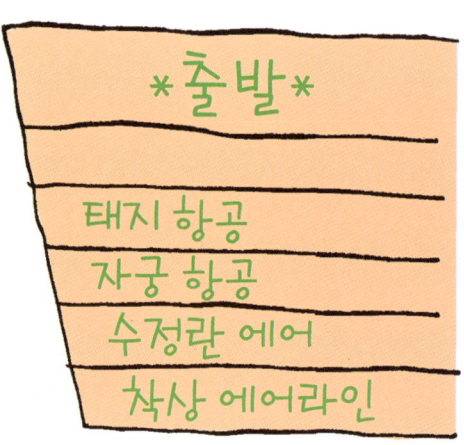

출발

태지 항공
자궁 항공
수정란 에어
착상 에어라인

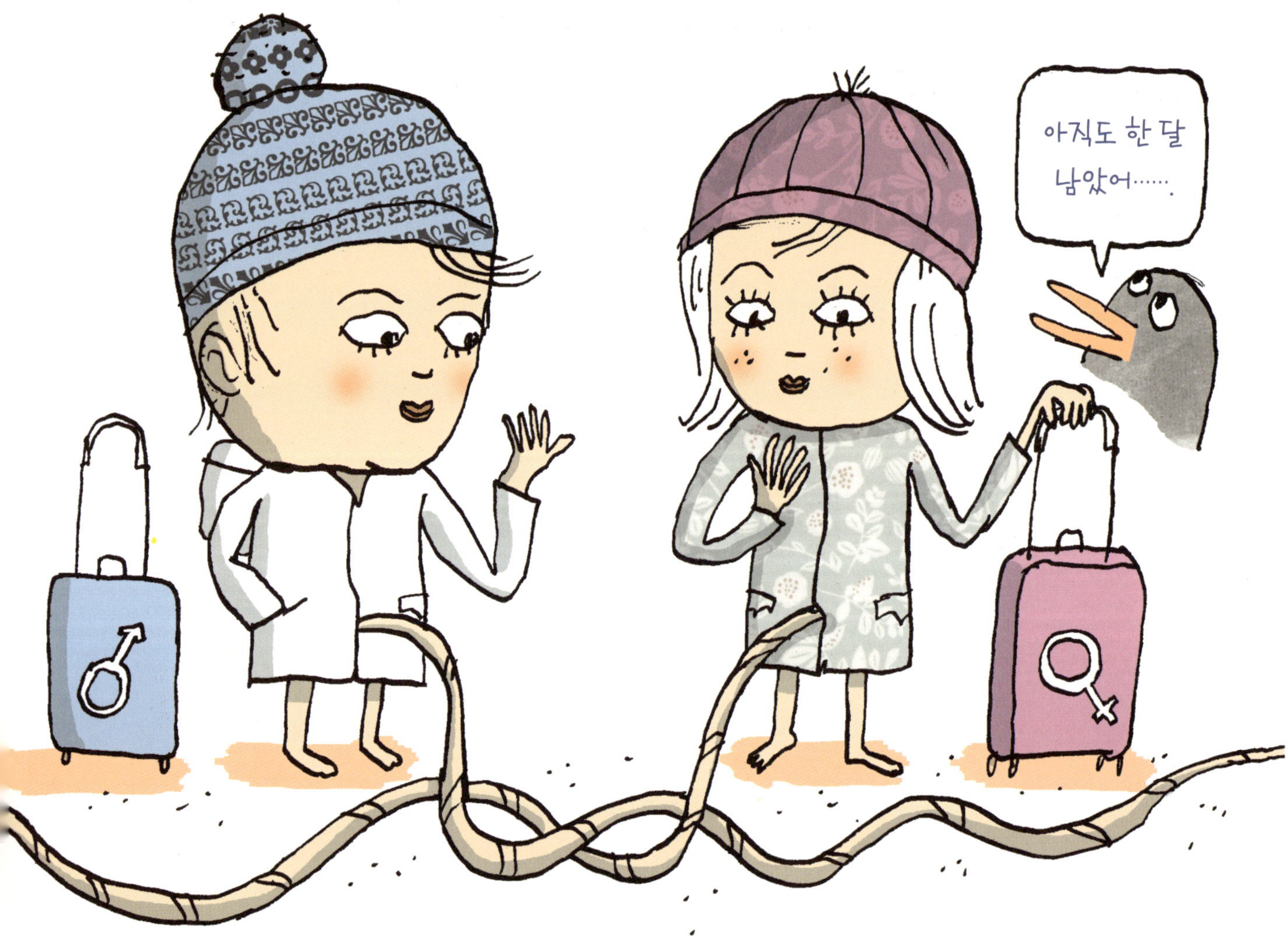

아직도 한 달 남았어……

생식기 쪽도 준비가 다 끝났어요. 내가 남자아이라면 음낭 속으로 고환이 내려갈 거고요. 여자아이라면 난자의 발달이 끝날 거예요. 정자와 난자는 사춘기가 될 때까지 기나긴 '동면(겨울잠)' 상태에 들어간답니다.

마지막 몇 주 동안 열심히 일한 나의 장은 '태변'이라는 이상한 물질로 가득 차요.
태변은 나의 첫 배설물인데요. 아주 끈적끈적하고 연초록색을 띠어요.
세상에 태어날 때 태변을 배출할 거예요.

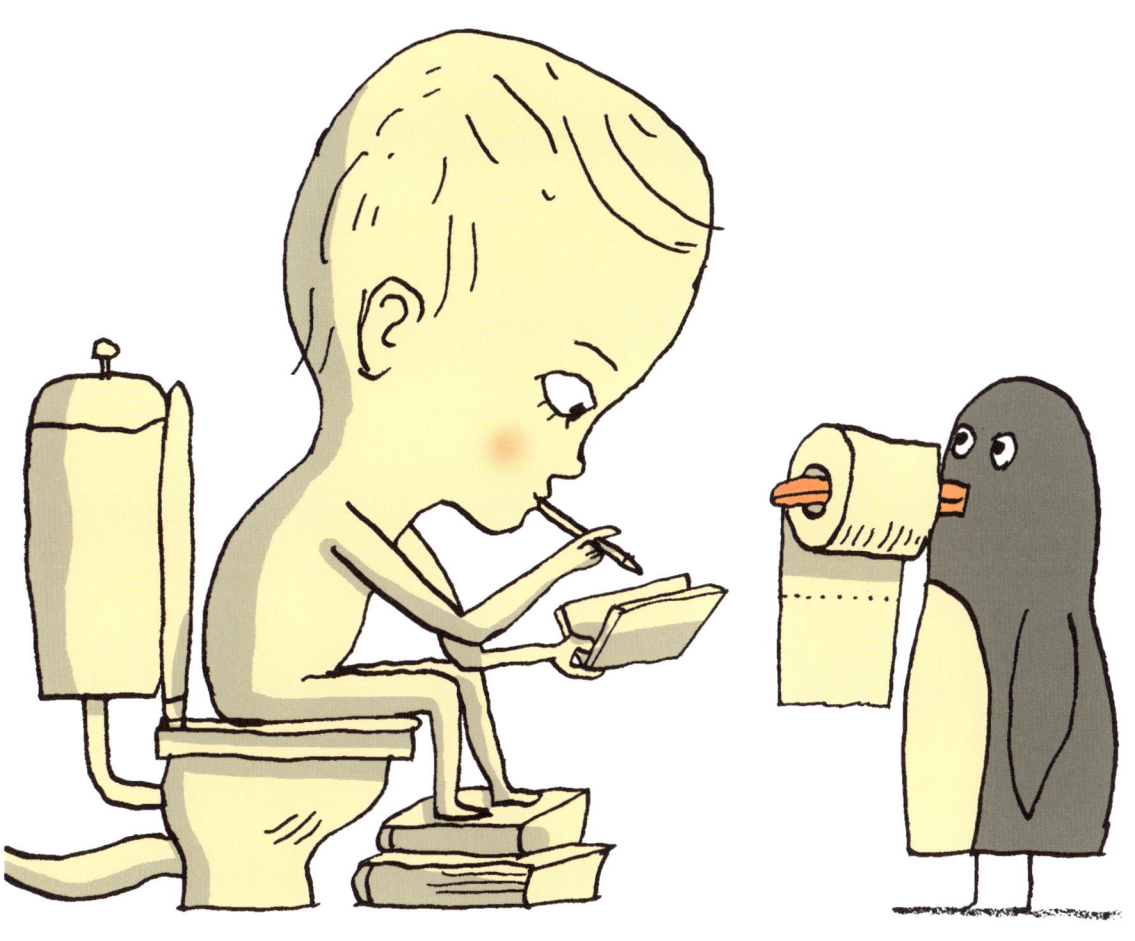

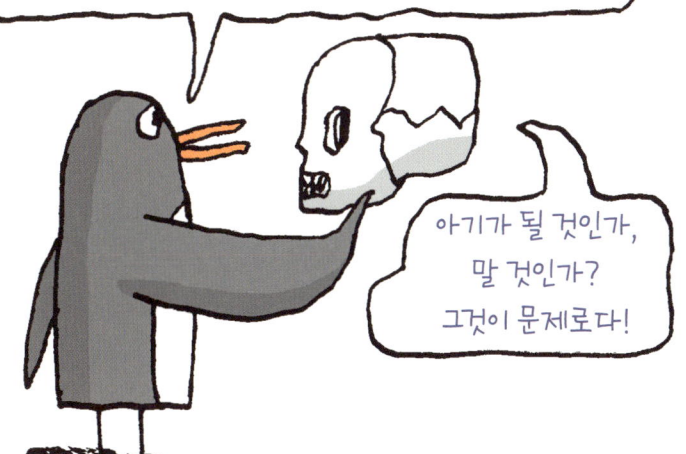

두개골에는 숫구멍(갓난아기의 정수리가 굳지 않아서 숨 쉴 때마다 발딱발딱 뛰는 곳)이라는 공간이 남아 있어. 태어나고 몇 달이 지나야 비로소 숫구멍이 닫히게 돼. 음, 자연은 다 계획이 있다니까!

아기가 될 것인가, 말 것인가? 그것이 문제로다!

태반의 칼슘 덕분에 내 뼈는 계속 성장하고 단단해지고 굵어집니다. 출산을 위해 다소 무른 상태로 남아 있는 머리뼈는 빼고요.

임신 10개월 37~40주

이제 거의 다 왔어요! 세상에 나갈 때까지 마지막 전력 질주 구간에 들어섰습니다.
그동안 자궁에서 아늑하게 잘 지냈는데, 지금은 너무 좁아서 움직이기가 힘드네요.
나는 이 막달에도 몸무게를 900그램 이상 늘릴 수 있으므로 빨리 대책을 세워야 해요.

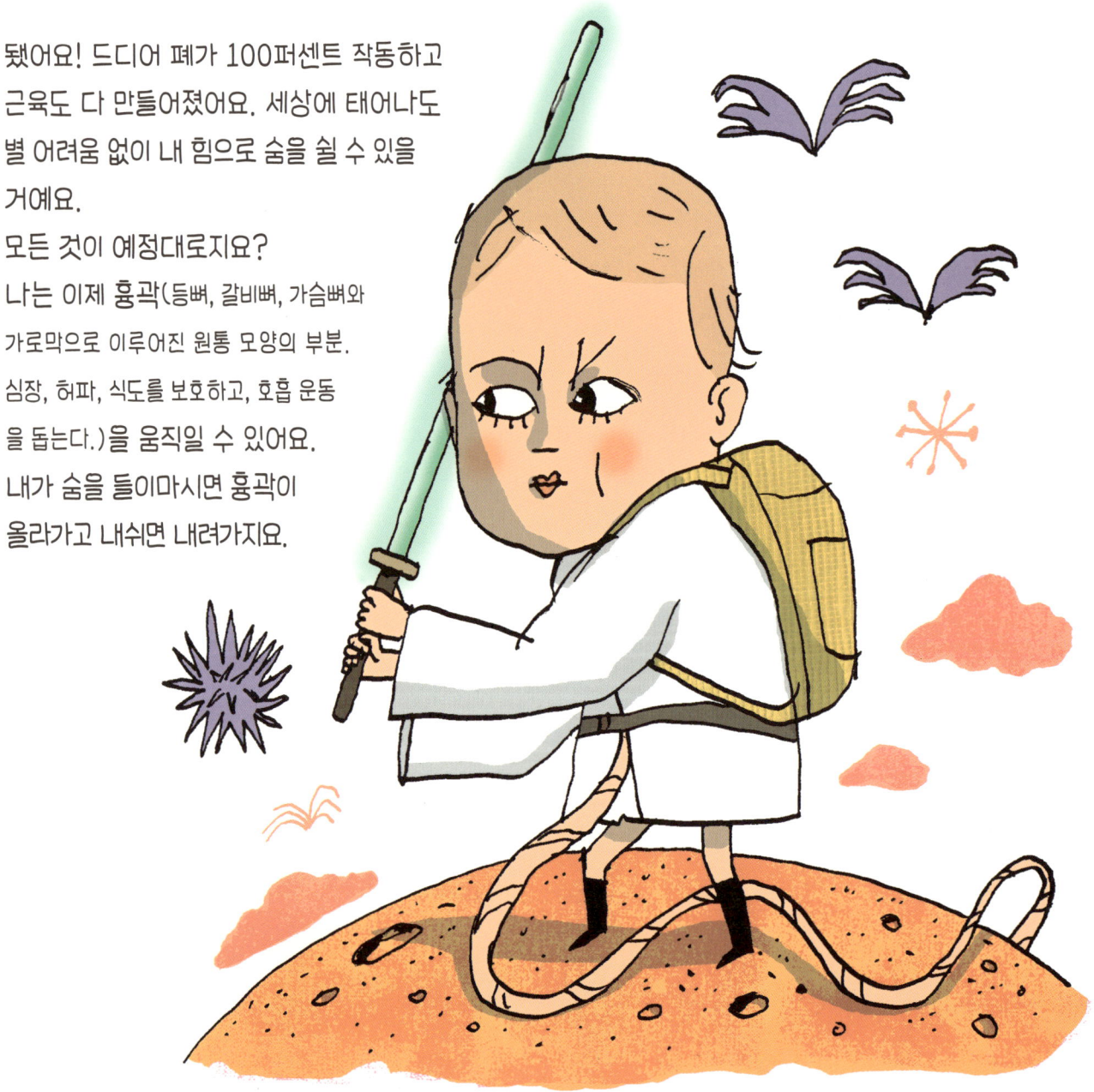

됐어요! 드디어 폐가 100퍼센트 작동하고 근육도 다 만들어졌어요. 세상에 태어나도 별 어려움 없이 내 힘으로 숨을 쉴 수 있을 거예요.
모든 것이 예정대로지요?
나는 이제 흉곽(등뼈, 갈비뼈, 가슴뼈와 가로막으로 이루어진 원통 모양의 부분. 심장, 허파, 식도를 보호하고, 호흡 운동을 돕는다.)을 움직일 수 있어요. 내가 숨을 들이마시면 흉곽이 올라가고 내쉬면 내려가지요.

엄마가 태반을 통해 전해 준 항체 덕분에 나는 병에 걸리지 않아요. 그래요! 바깥세상은 온갖 세균이 득실득실하겠지만, 엄마 자궁 속에 있을 때는 든든하게 보호를 받는답니다. 바이러스가 침입하면 내 면역계가 활성화되어 감염이 일어나지 않도록 용감하게 싸울 거예요.

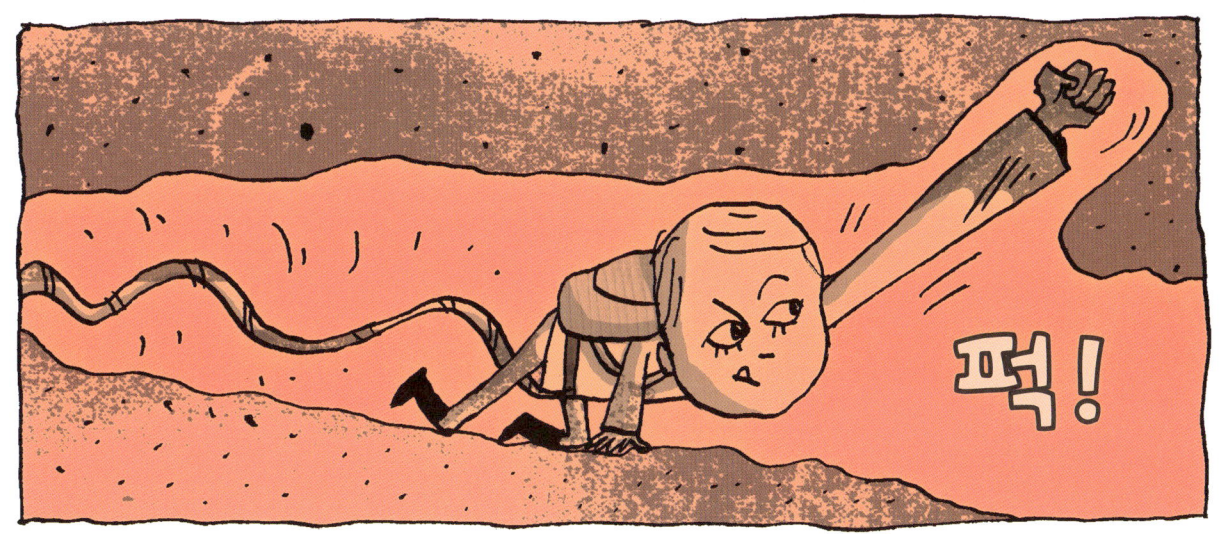

드디어 하강을 시도합니다! 세상으로 나가려면 자궁 경부로 내려가 있어야 해요. 엄마도 나를 맞이할 준비가 다 되어 있을 거예요. 내가 자궁벽을 발로 찰 때면 엄마가 약간 헐떡거리는 것을 느낄 수 있거든요. 적당한 때가 되면 나는 특수한 호르몬(옥시토신)을 분비할 거예요. 그러면 엄마 자궁이 수축하면서 분만이 시작된답니다.

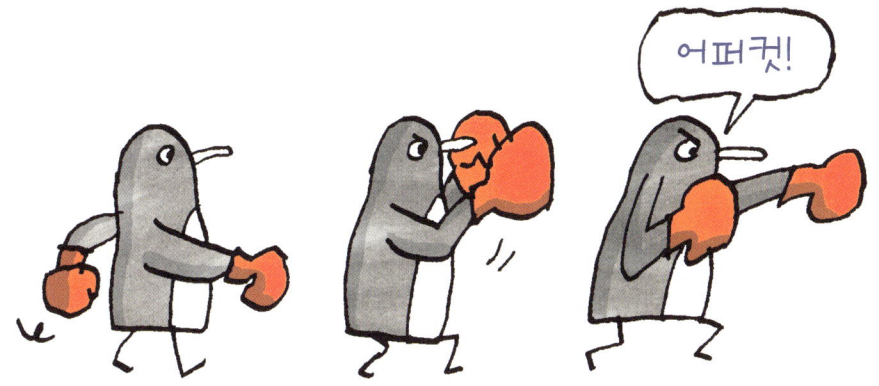

내가 처음에 아주 작은 세포였던 것 기억해요?
어느새 이만큼 자라서 세상을 발견할 준비를 마쳤네요.

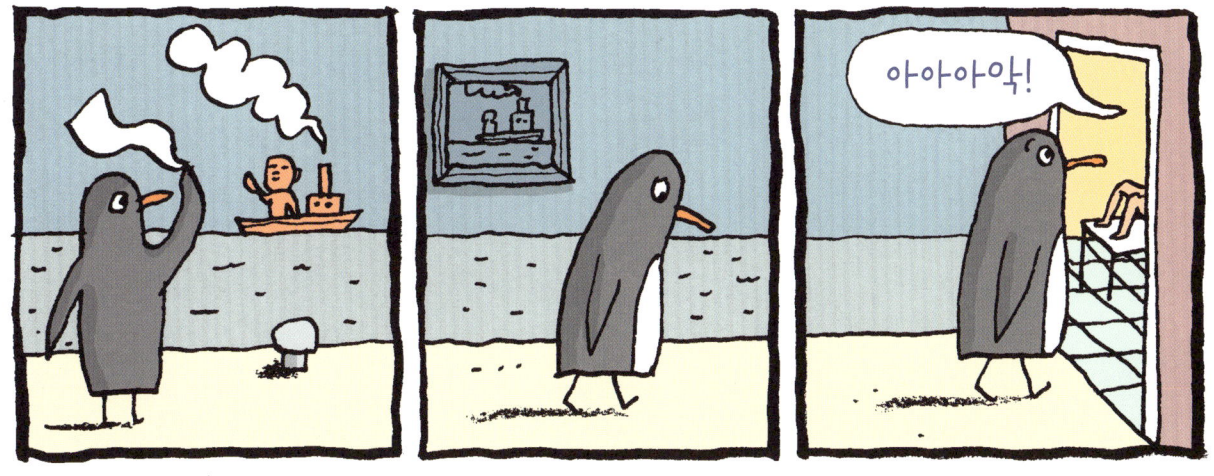

난 이만 가 봐야겠어요. 여러분과 이 여정을 함께해서 참 좋았어요. 나를 얼른 만나고 싶어서 애태우는 사람들이 있을 거예요. 자, 내가 잘 나갈 수 있기를 빌어 주세요! 이제 그쪽 세상에서 만나요!

드디어 때가 됐어요!

아기는 발견, 변화, 변신으로 가득 찬
열 달이 지나면 어느 순간 세상으로 나올 거예요.
드디어 아기가 태어날 준비를 마쳤어요.

분만의 첫 신호가 옵니다!
엄마는 배 속에 수축이 일어나면서
숨을 몰아쉬기 시작합니다.

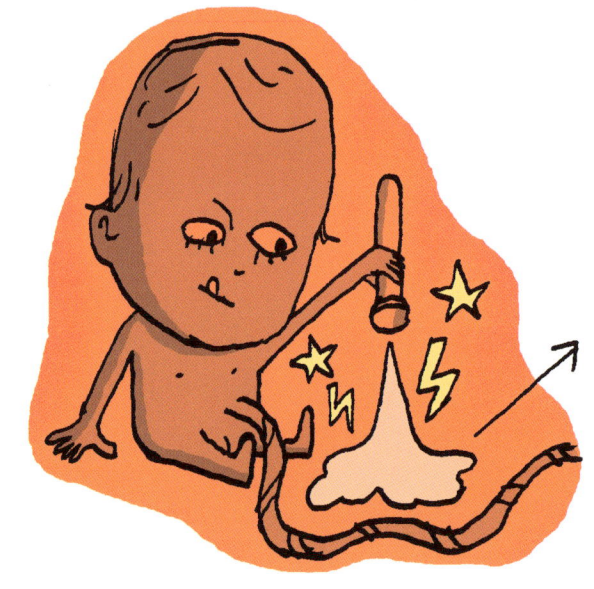

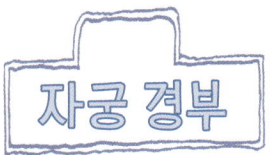
자궁 경부

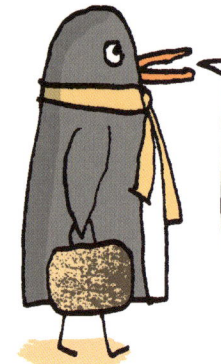

출산을 예고하는 자궁의 수축을 '진통'이라고 해. 엄마 배가 단단하게 뭉쳤다가 풀어지기를 끊임없이 반복하지. 진통은 파도처럼 밀려왔다 밀려가면서 결국 거센 폭풍이 될 거야!

이 경련 때문에 양수가 터지는 일이 자주 있어요. 앗, 아기가 아래로 내려오나 봐요!

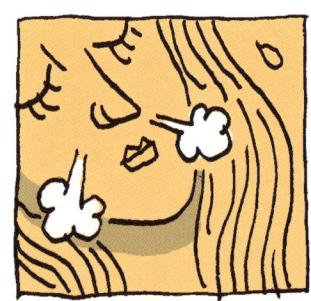 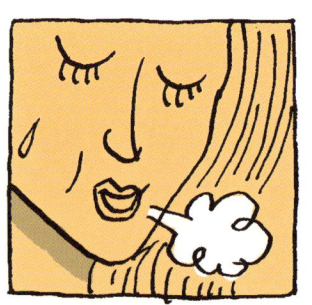

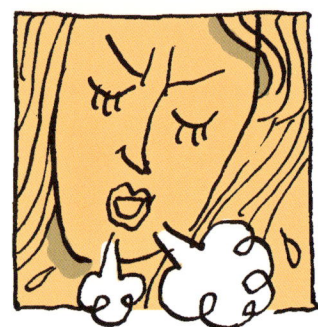 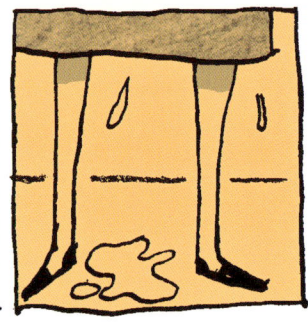

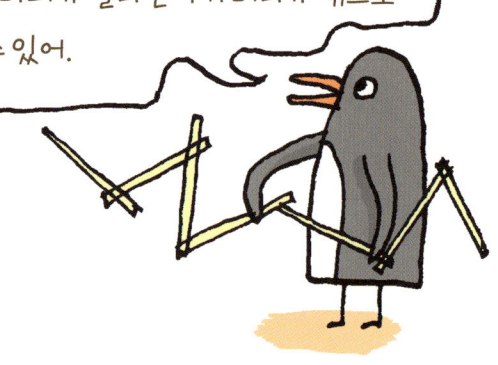

자궁이 수축하면서 아기를 아래쪽으로 밀어내. 이때 천천히 문이 열리는데, 그 문이 바로 자궁 경부야. 분만을 할 때, 자궁 경부는 1센티미터씩 열리게 돼. 그러다 10센티미터가 열리면 아기 머리가 밖으로 나올 수 있어.

아기 머리가 먼저 나오고 그다음에는 어깨가, 이어서 몸 전체가 나와요.
분만의 마지막 단계입니다!

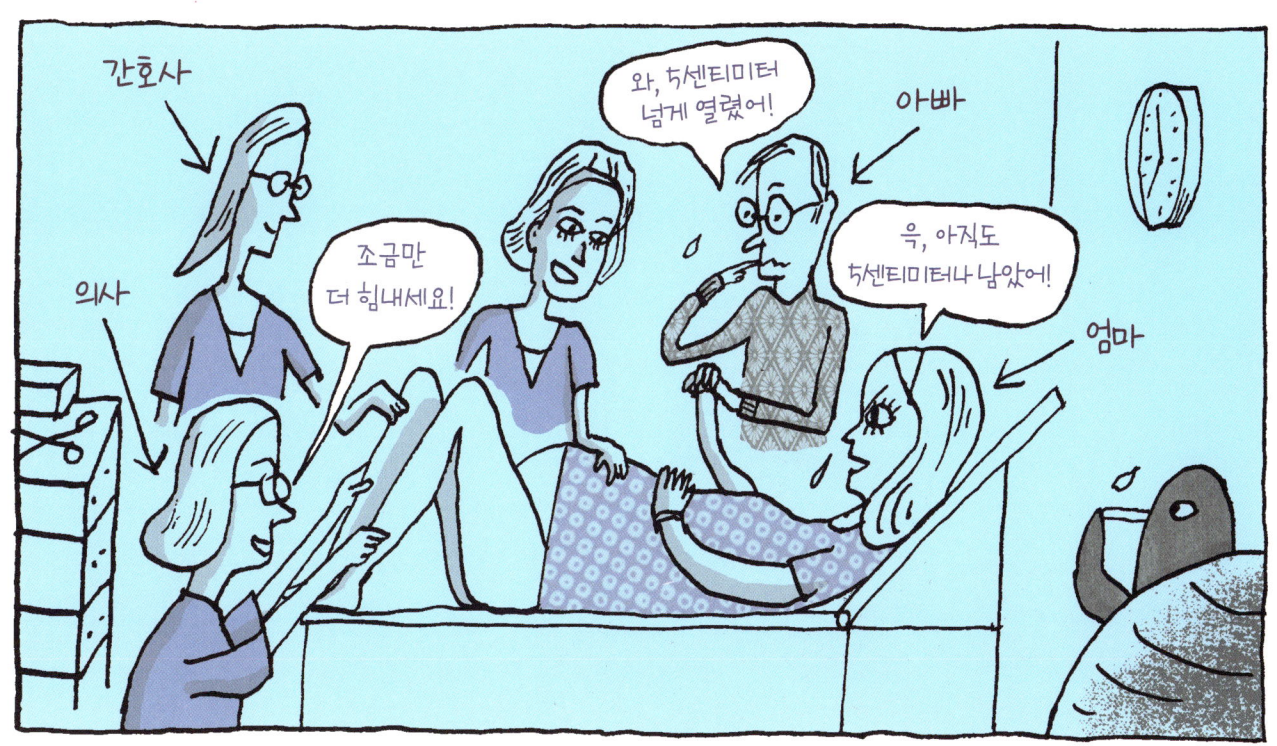

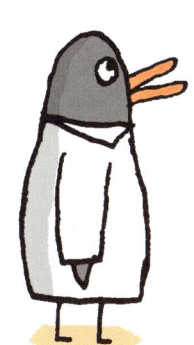

분만은 여럿이 힘을 합쳐서 이루어 내는 일이야. 특히 의사는 꼭 분만의 전문가여야 해. 산과에서 일하는 사람들은 아기가 무사히 태어날 수 있도록 끝까지 최선을 다하지.

드디어! 아기가 태어났어요. 아기는 우렁차게 첫 울음을 울어요. 처음으로 자기 폐를 사용해서 숨도 쉬고요. 이제 탯줄은 필요가 없으니 잘라도 돼요. 탯줄을 가위로 잘라도 전혀 아프지 않아요. 탯줄이 잘려 나간 자리는 배꼽이라는 흔적으로 남을 거예요. 아기는 태지가 다 떨어져 나가지 않은 채로 엄마 품에 안긴답니다.
생명의 탄생이라는 기적이 이제 막 일어났습니다.

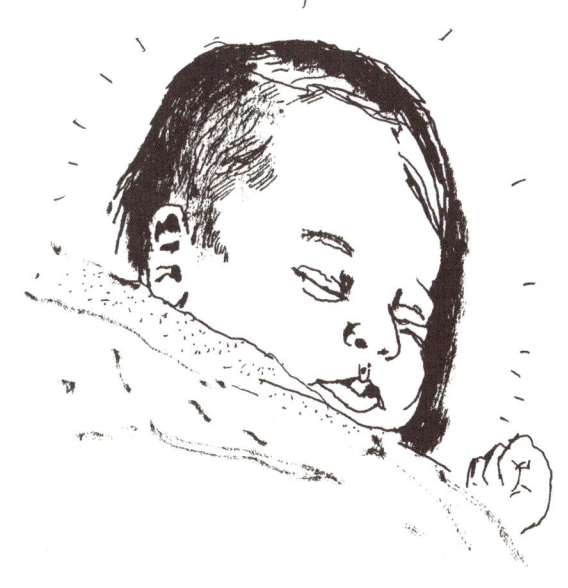

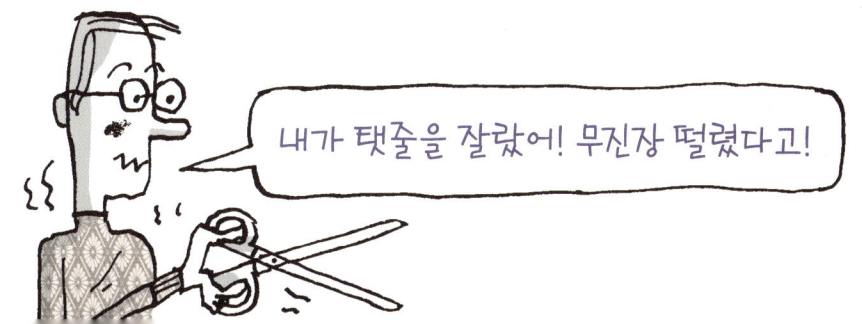

신생아는 슈퍼 히어로!

의사는 아기가 태어나자마자 건강에 아무 이상이 없는지 확인합니다. 키도 재고, 몸무게도 재고, 심박수도 재어요. 또 근육에 이상이 없는지, 외부 자극에 반응을 잘하는지 세심하게 살펴보지요. 갓난아기는 생각보다 꽤 여러 가지 일을 할 수 있어요. 자동적으로 일어나는 움직임들이지만요.

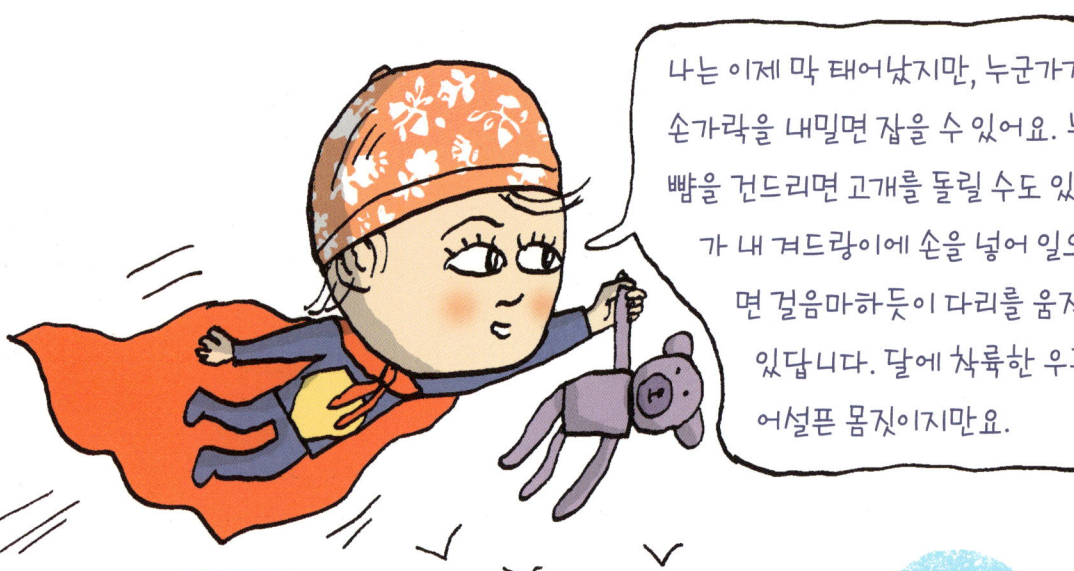

나는 이제 막 태어났지만, 누군가가 내게 손가락을 내밀면 잡을 수 있어요. 누가 내 뺨을 건드리면 고개를 돌릴 수도 있고요. 누가 내 겨드랑이에 손을 넣어 일으켜 세우면 걸음마하듯이 다리를 움직일 수도 있답니다. 달에 착륙한 우주인처럼 어설픈 몸짓이지만요.

브라보!

촉각은 아기에게 가장 잘 발달해 있는 감각이에요. 엄마 가슴, 포근한 이불, 우유병 꼭지, 푹신한 인형……. 아기는 뭐든 만지작거리고, 또 입으로 가져가요. 그렇게 사물의 크기와 형태, 질감을 배워 가면서 세상을 발견한답니다.

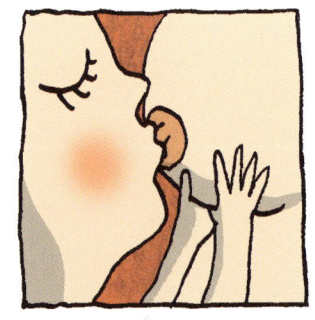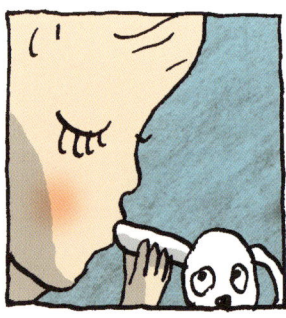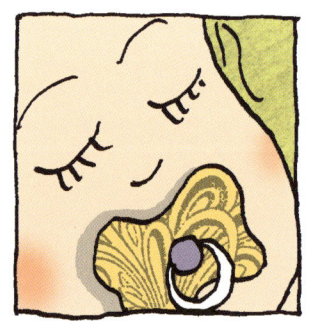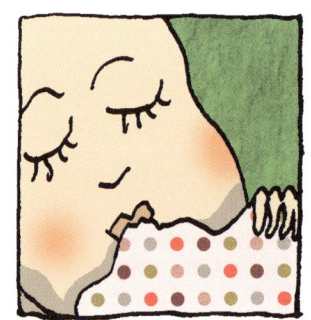

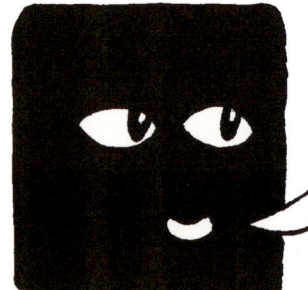

나는 컴컴한 곳에서 지내왔기 때문에 시력이 제대로 발달하지 못했어요. 그래서 후각에 많이 의지해요. 이래 봬도 엄마 냄새와 젖 냄새는 정확하게 구별할 수 있어요.

신생아는 태어나서 몇 달 동안 잠을 아주 많이 자요(24시간 중 16시간).
그만큼 꿈도 많이 꾸지요(어른의 두 배). 그리고 무엇보다 많이 울어요.
거의 밤낮없이 울거든요. 지금은 울음이 가장 효과적인 소통 수단이니까요.
배고플 때, 졸릴 때, 관심이 필요할 때,
기저귀를 갈아야 할 때, 매번 조금씩 다른 울음을 운답니다.

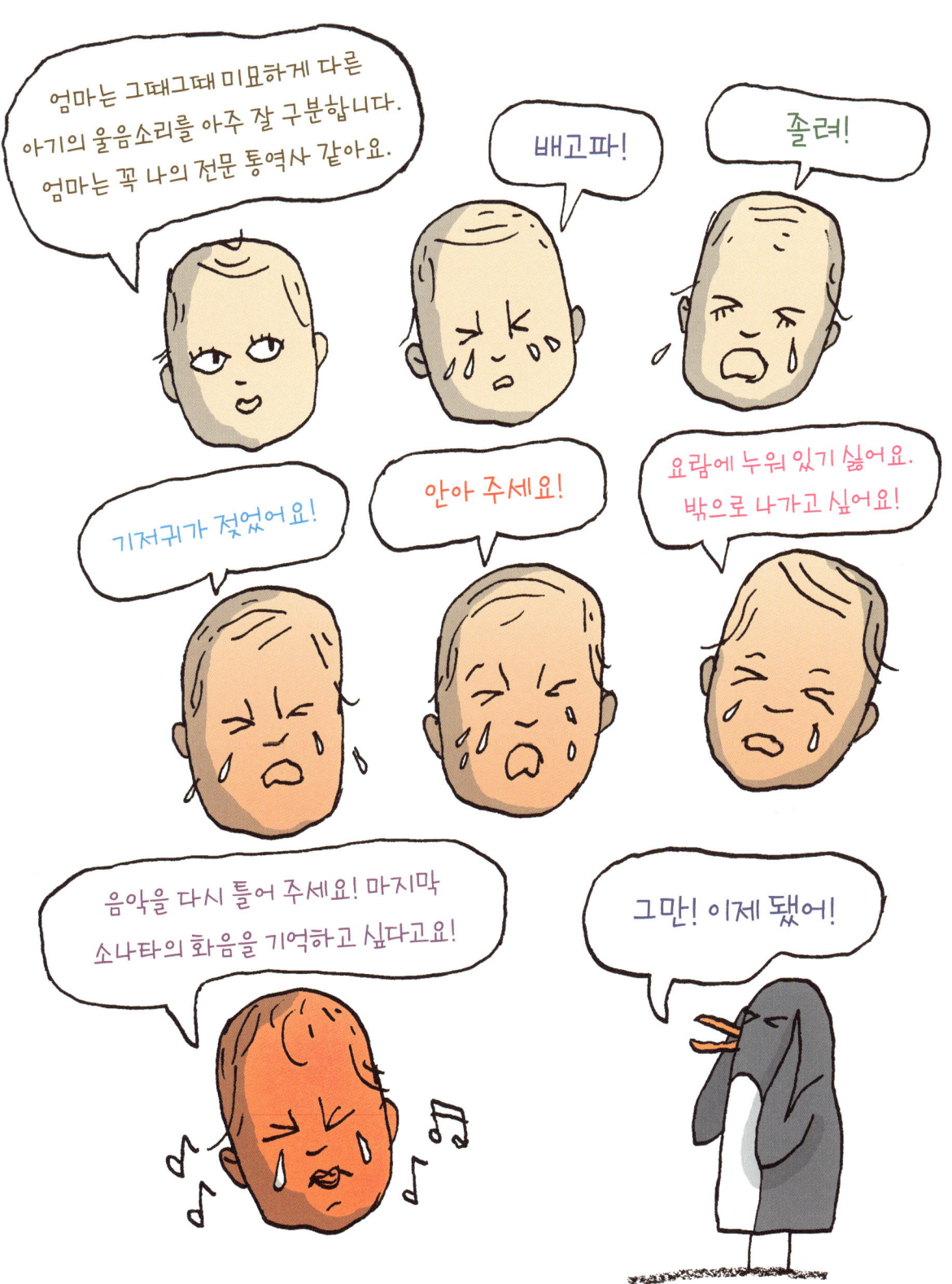

마침내 나는 어엿한 사람으로서 세상을 살아가게 되었어요!
이제 여러분이 어떻게 생겨났고, 어떻게 세상에 나왔는지 알겠지요?
이번에는 동물의 아기들에 관해 알아볼까요? 그들도 우리처럼
태어나자마자 할 수 있는 일이 여러 가지 있답니다.

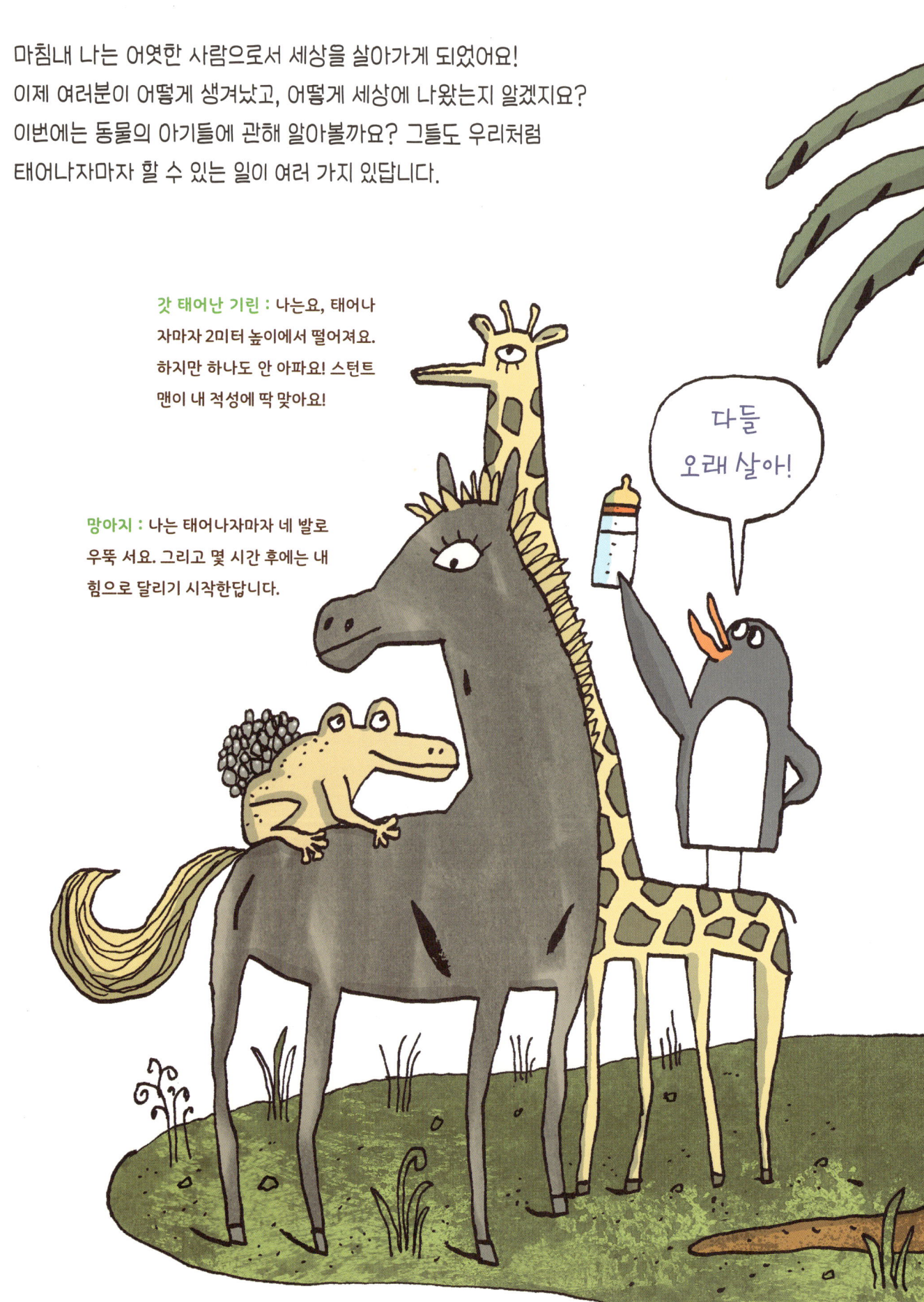

갓 태어난 기린 : 나는요, 태어나자마자 2미터 높이에서 떨어져요. 하지만 하나도 안 아파요! 스턴트맨이 내 적성에 딱 맞아요!

망아지 : 나는 태어나자마자 네 발로 우뚝 서요. 그리고 몇 시간 후에는 내 힘으로 달리기 시작한답니다.

다들 오래 살아!

아기 산파두꺼비 : 아빠는 내가 들어 있는 알주머니를 등에 업고 다녔어요. 물고기나 곤충들로부터 나를 보호하려고요. 올챙이 시절까지는 독이 없어서 나를 지키기 어렵거든요.

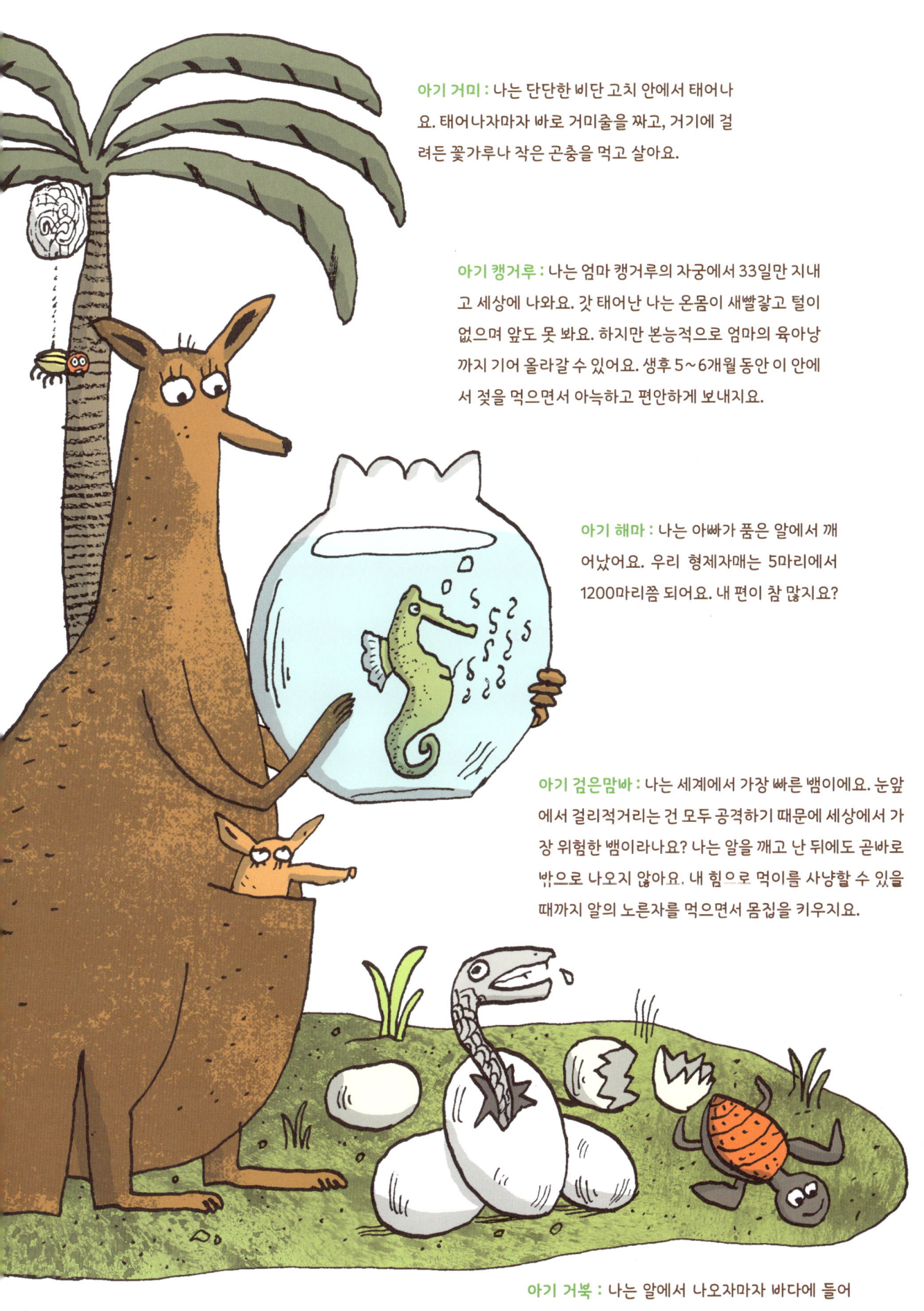

아기 거미 : 나는 단단한 비단 고치 안에서 태어나요. 태어나자마자 바로 거미줄을 짜고, 거기에 걸려든 꽃가루나 작은 곤충을 먹고 살아요.

아기 캥거루 : 나는 엄마 캥거루의 자궁에서 33일만 지내고 세상에 나와요. 갓 태어난 나는 온몸이 새빨갛고 털이 없으며 앞도 못 봐요. 하지만 본능적으로 엄마의 육아낭까지 기어 올라갈 수 있어요. 생후 5~6개월동안 이 안에서 젖을 먹으면서 아늑하고 편안하게 보내지요.

아기 해마 : 나는 아빠가 품은 알에서 깨어났어요. 우리 형제자매는 5마리에서 1200마리쯤 되어요. 내 편이 참 많지요?

아기 검은맘바 : 나는 세계에서 가장 빠른 뱀이에요. 눈앞에서 걸리적거리는 건 모두 공격하기 때문에 세상에서 가장 위험한 뱀이라나요? 나는 알을 깨고 난 뒤에도 곧바로 밖으로 나오지 않아요. 내 힘으로 먹이를 사냥할 수 있을 때까지 알의 노른자를 먹으면서 몸집을 키우지요.

아기 거북 : 나는 알에서 나오자마자 바다에 들어갑니다. 태어나자마자 헤엄을 칠 수 있거든요!

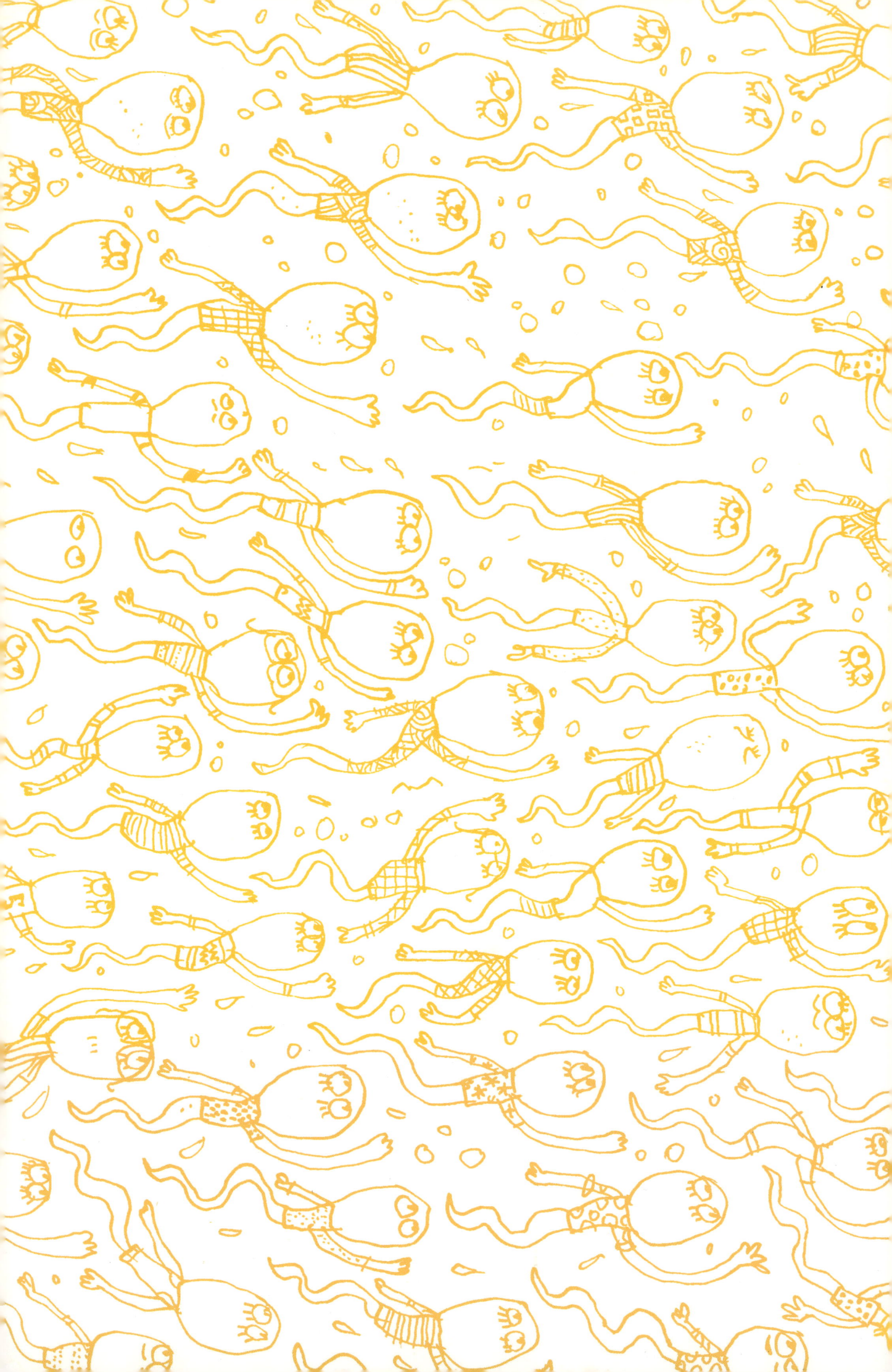